Massage

ET RÉFLEXOLOGIE

POUR bébés

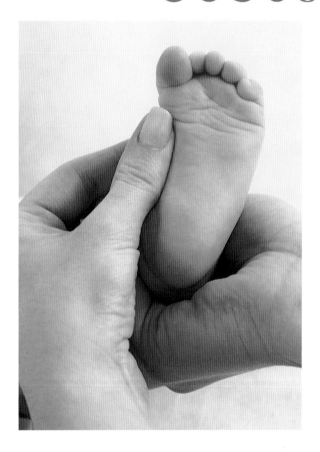

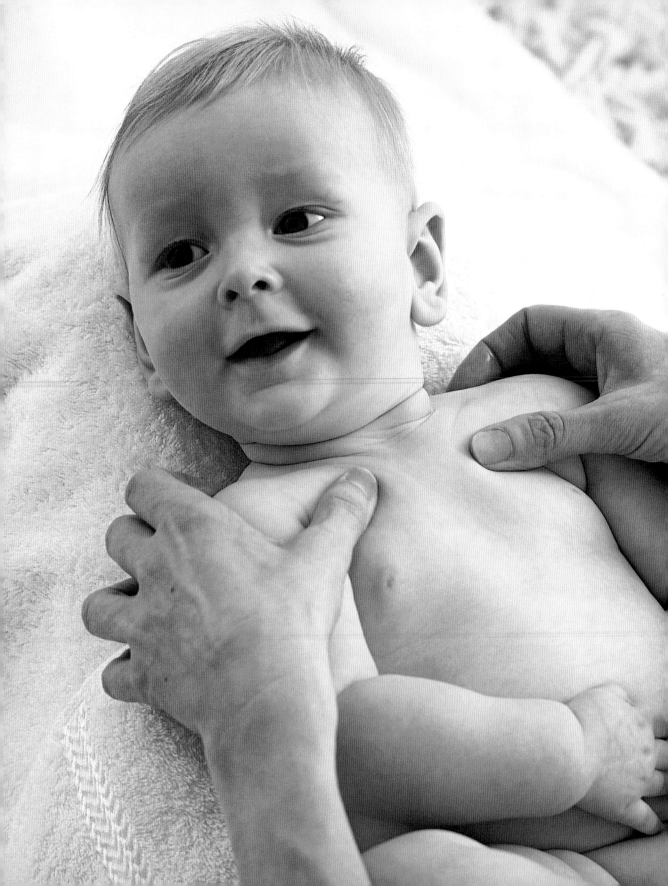

Massage
ET RÉFLEXOLOGIE
POUR bébés

WENDY KAVANAGH

SARAH SHEARS
consultante en réflexologie

HMH

Massage et réflexologie pour bébés

Copyright © 2007, Hurtubise HMH ltée
pour l'édition en langue française au Canada

Titre original de cet ouvrage :
Baby Touch: Massage and Reflexology for Babies and Children

Édition originale produite et réalisée par :
Hamlyn a division of Octopus Publishing Group Ltd
2-4 Heron Quays, Docklands
Londres E14 4JP, Grande-Bretagne

Copyright © 2005, Octopus Publishing Group Ltd
Copyright © 2006, Le Courrier du livre pour la traduction française

Responsable éditorial : Jane McIntosh
Édition : Leanne Bryan
Traduction : Loïc Cohen
Direction artistique : Leigh Jones
Maquette : Miranda Harvey
Production : Martin Croshaw
Recherche iconographique : Sophie Delpech
Photographies © Octopus Publishing Group Ltd/ Russel Sadur,
  à l'exception des photos des pages 4 et 25 (bas) : Mike Prior
Couverture : Olivier Lasser
Photographies de la couverture : Istockphoto et Mike Prior (en bas à gauche et au centre)

ISBN : 978-2-89428-979-2

Dépôt légal : 2e trimestre 2007
Bibliothèque nationale et Archives du Québec
Bibliothèque et Archives du Canada

Édition Hurtubise HMH ltée
1815, avenue De Lorimier
Montréal (Québec) H2K 3W6

Mise en garde

Cet ouvrage ne remplace nullement une visite médicale. Si vous avez le moindre doute quant à l'opportunité de masser votre enfant, demandez l'avis d'un médecin. L'éditeur ni l'auteur ne peuvent être tenus responsables pour les éventuels problèmes résultant de l'utilisation de cet ouvrage.

Imprimé en Chine

www.hurtubisehmh.com

SOMMAIRE

Le massage des bébés, de tradition ancienne chez de nombreux peuples, est aujourd'hui redécouvert en Occident. Rares sont les pays où l'on ne pratique pas ce massage, considéré comme un soin essentiel durant leurs premières années d'existence. Le recours au massage est motivé par diverses raisons selon les pays. En Indonésie, par exemple, il est utilisé pour traiter les maux d'estomac des bébés, tandis qu'en Russie, les médecins apprennent aux mères à masser leurs nouveau-nés pour favoriser le développement de leur système nerveux central. Quoi qu'il en soit, il est toujours pratiqué pour le plus grand bien de l'enfant.

INTRODUCTION

Le massage intuitif des bébés a toujours été pratiqué, mais des méthodes plus formalisées n'ont été élaborées que depuis les années 1970, après que des praticiens, de retour d'Inde, eurent découvert les effets positifs de l'association du massage indien avec des éléments du massage suédois, de la réflexologie et du yoga. Le massage des bébés et des tout-petits est aujourd'hui reconnu comme une technique primordiale, au point qu'en 1992, l'École de médecine de l'Université de Miami a fondé le *Touch Research Institute*. Sa directrice, le Dr Tiffany Field, est renommée pour son travail et ses programmes de recherche dans ce domaine, et étudie sans relâche les effets du toucher thérapeutique.

De même que le massage, la réflexologie est pratiquée depuis des siècles comme une méthode naturelle de guérison. On pense qu'elle est originaire de Chine et qu'elle est l'ancêtre de l'acupuncture. Les anciens Égyptiens croyaient fermement aux bienfaits thérapeutiques du massage des pieds. On a découvert dans la tombe d'un médecin datant de 2550 av. J.-C. environ des pictogrammes représentant des hommes en train de se masser les pieds et les mains.

Au début du XXe siècle, le Dr William Fitzgerald, médecin ORL, redécouvrit la science ancestrale du soulagement des douleurs grâce à la pression sur des points situés au niveau des pieds et des mains. Il développa ainsi la technique connue sous le nom de *Zone therapy* (thérapie zonale). Par la suite, Eunice Ingham, physiothérapeute américaine et assistante du Dr Fitzgerald, développa la technique de ce dernier en concevant une cartographie des mains et des pieds comme parfait reflet du corps, proposant ainsi, la première, une représentation holographique du corps humain. La «méthode Ingham» est en réalité la première version de la réflexologie telle qu'on la connaît aujourd'hui. La réflexologie connaît un succès croissant et peut être pratiquée dès la naissance et contribuer ainsi à développer le lien essentiel entre les parents et le bébé.

Le massage et la réflexologie sont complémentaires et font partie des massothérapies les plus populaires. Le Dr Frédéric Leboyer, spécialiste du massage des bébés et des enfants, est persuadé que les «tout-petits ont besoin d'être touchés, caressés et massés, car c'est une véritable nourriture pour eux». Les nouveaux-nés ont besoin du massage et l'apprécient au plus haut point, c'est le meilleur moyen de communication qui soit.

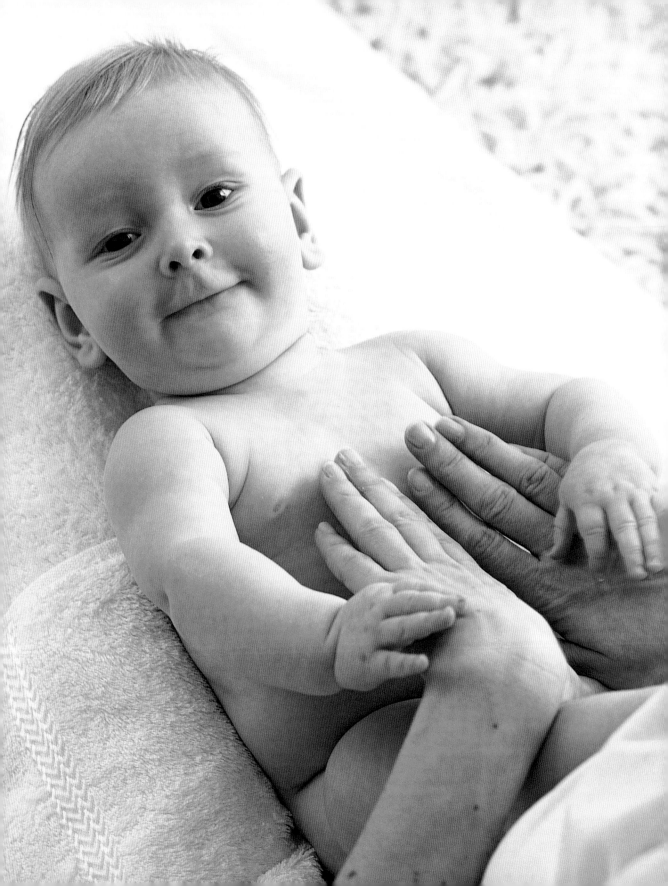

Le principe du massage, et de ses bienfaits, est connu depuis des siècles. Tout le monde s'accorde sur le fait que la massothérapie est bénéfique et qu'elle ouvre la voie d'une vie plus saine, plus heureuse et plus paisible. Elle apporte un mieux-être à la fois physiologique et émotionnel chez les bébés et les tout-petits. Elle permet de les apaiser et de les réconforter, et on peut la pratiquer tout au long de leur croissance. De nombreuses études ont montré que les massothérapies permettent d'obtenir des résultats spectaculaires, tels que la prise de poids chez le prématuré ou le renforcement de la conscience.

LES BIENFAITS DU MASSAGE POUR LES BÉBÉS

LES BIENFAITS PHYSIOLOGIQUES

* Les massages stimulent la circulation et accroissent en conséquence le flux de l'oxygène et des nutriments dans l'organisme, ce qui est important pour les nouveaux-nés, dont les extrémités sont souvent froides jusqu'à ce que leur système circulatoire soit pleinement développé.

* Les massages stimulent le tube digestif, favorisent le transit alimentaire et l'élimination des déchets, contribuant ainsi à soulager coliques et constipation. En outre, la stimulation du nerf principal du tube digestif (le nerf vague ou pneumogastrique), favorise la libération d'enzymes qui prédigèrent les aliments – qui seront donc plus facilement absorbés – ainsi que d'hormones telles que le glucagon et l'insuline, qui contrôlent les taux de glycémie. Des études ont montré que les bébés prématurés qui recevaient régulièrement des massages absorbaient plus vite les aliments et prenaient plus rapidement du poids que les autres.

* Les massages favorisent la production d'hormones de croissance par l'hypophyse.

* Les massages stimulent l'écoulement de la lymphe dans le système lymphatique, la principale ligne de défense de l'organisme contre les infections. Ils renforcent ainsi le système immunitaire, et donc les capacités de résistance aux infections du bébé.

* Les massages favorisent la coordination musculaire, ce qui aide les bébés à écarter et à tendre leurs membres, et améliore ainsi la souplesse articulaire.

* Les massages stimulent le système nerveux central, ce qui est très important pour les développements neurologique et moteur.

* Les massages améliorent l'état de la peau en activant la régénération cellulaire et en favorisant la production de sébum, l'huile naturelle qui améliore l'élasticité et la résistance de la peau.

* Les massages favorisent la guérison de maladies infantiles spécifiques, notamment asthme, rhumes, troubles du sommeil, problèmes digestifs, problèmes dermatologiques, poussées dentaires et otalgies.

BIENFAITS ÉMOTIONNELS

* Les massages stimulent la libération d'endorphines, les «hormones du bonheur» qui induisent un sentiment de bien-être et qui ont également des propriétés antalgiques.

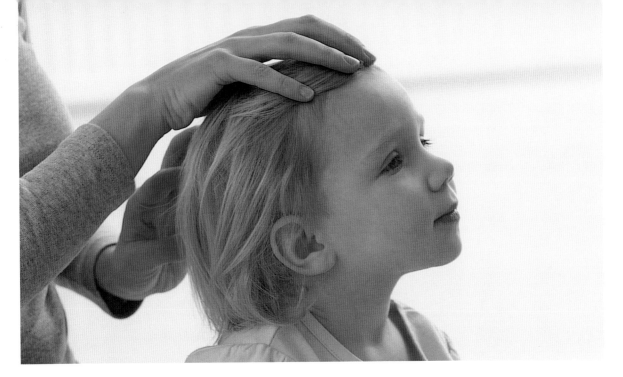

* Les massages stimulent la conscience sensorielle en apportant un contact physique.

* Les massages réconfortent et favorisent la sécurité émotionnelle et la confiance.

* Les massages réduisent l'anxiété et les effets des traumatismes en diminuant la production de cortisol, l'hormone du stress. Ils sont donc particulièrement bénéfiques pour les bébés qui ont connu une naissance difficile, par exemple par césarienne.

* Les massages renforcent le lien parents-enfant, ce qui est très important dans la formation des premières relations. Pour un père, c'est un moyen formidable d'être davantage en phase avec son bébé. Pour une mère en proie à une dépression post-natale, c'est un moyen efficace de surmonter tout sentiment négatif.

* Les massages favorisent le calme, la relaxation et peuvent aussi contribuer à résoudre les problèmes d'insomnie et de poussée dentaire.

ASSOCIER MASSAGE ET RÉFLEXOLOGIE

La réflexologie est le complément idéal du massage. Ce type de toucher thérapeutique traite des zones problématiques spécifiques du corps à l'aide de techniques simples que l'on peut intégrer dans une séquence de massage. Il associe les aspects thérapeutiques et apaisants du toucher simple et concret aux effets curatifs de la stimulation des points réflexes des pieds.

Le massage des pieds est le moment le plus naturel pour introduire toute technique appropriée de réflexologie.

Comme le massage, la réflexologie peut être pratiquée dès le jour de la naissance du bébé, et elle aura les mêmes effets bénéfiques sur les plans physiologique et émotionnel: le bébé sera heureux et en bonne santé. Le choix du bon moment pour masser votre bébé est capital pour profiter pleinement de l'expérience. En observant quelques règles fondamentales, vous serez plus sûr de vous et cela contribuera en retour à détendre davantage votre enfant. Il est important de ne masser votre bébé que s'il est en bonne santé. S'il semble léthargique ou souffrant, consultez votre médecin. Il est important que le bébé, comme le parent, soit heureux et détendu afin que le massage soit une expérience agréable qu'ils auront tous deux envie de recommencer.

Le choix du bon moment pour masser votre bébé est capital pour profiter pleinement de l'expérience. En observant quelques règles fondamentales, vous serez plus sûr de vous et cela contribuera en retour à détendre davantage votre enfant. Il est important de ne masser votre bébé que s'il est en bonne santé. S'il semble léthargique ou souffrant, consultez votre médecin. Il est important que le bébé, comme le parent, soit heureux et détendu afin que le massage soit une expérience agréable qu'ils auront tous deux envie de recommencer.

CE QU'IL FAUT FAIRE OU NE PAS FAIRE

RÈGLES À RESPECTER CONCERNANT LE MASSAGE

Ce qu'il faut faire :

* Obtenez l'autorisation de votre bébé avant de commencer un massage. Faites-le en observant les signaux verbaux et non verbaux qu'il vous adresse.

* Si votre bébé refuse le massage, réessayez plus tard dans la journée.

* Respectez le moment du massage, pour créer un rituel que votre bébé attendra avec impatience.

* Consultez un médecin si votre bébé est souffrant. Le massage a pour but d'améliorer le pouvoir d'autoguérison de l'organisme, mais il ne peut se substituer à un traitement médical.

* Interrompez le massage si votre bébé semble anxieux et réconfortez-le.

Ce qu'il ne faut pas faire :

* Ne massez votre bébé qu'après un examen médical complet. Au Québec, cet examen est généralement effectué à l'âge de 2 ou 3 semaines.

Cette règle connaît toutefois des exceptions, par exemple certains massages adaptés aux problèmes spécifiques des prématurés et des nouveaux-nés.

* Ne massez pas votre bébé s'il est fatigué ou s'il a faim. Le moment idéal pour le masser se situe environ 1 heure après la tétée ou le biberon.

* Ne massez pas votre bébé s'il a été vacciné depuis moins d'une semaine ou s'il souffre encore des effets post-vaccinaux.

* Ne massez pas votre bébé en cas d'éruption cutanée, d'infection ou de traitement médical.

* Ne massez pas votre bébé en cas de problème articulaire, de fragilité des os ou de fracture.

* Ne massez pas votre bébé contre sa volonté et ne perturbez pas son sommeil uniquement pour lui donner un massage.

RÈGLES À RESPECTER CONCERNANT LA RÉFLEXOLOGIE

Ce qu'il faut faire :

* Votre pression doit être légère.

* Faites confiance à votre intuition.

* Assurez-vous que votre bébé s'amuse. Considérez votre pratique comme un jeu.

Ce qu'il ne faut pas faire :

* Ne traitez pas les pieds de votre bébé plus de 10 minutes, tout en évitant d'effectuer la séquence dans la précipitation.

* Votre pression ne doit pas être trop appuyée.

Après avoir passé en revue les règles à respecter, assurez-vous que vous êtes, vous aussi, détendu et en bonne santé.

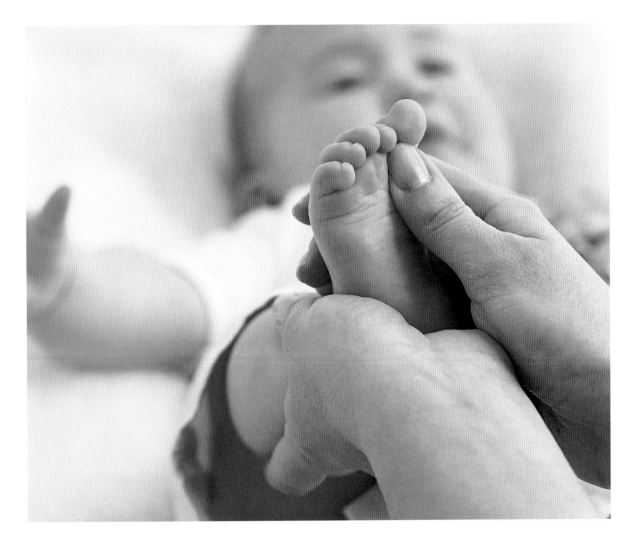

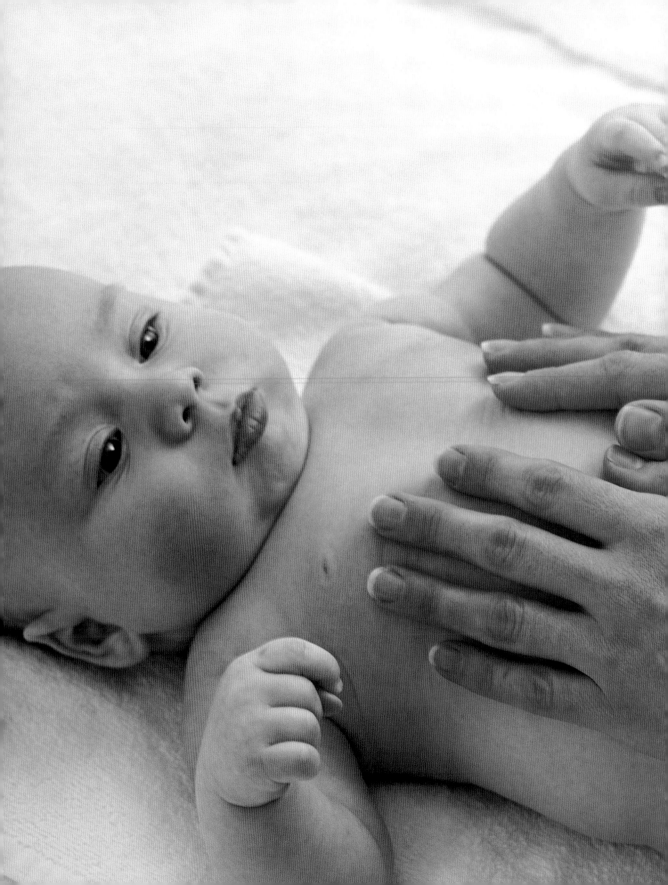

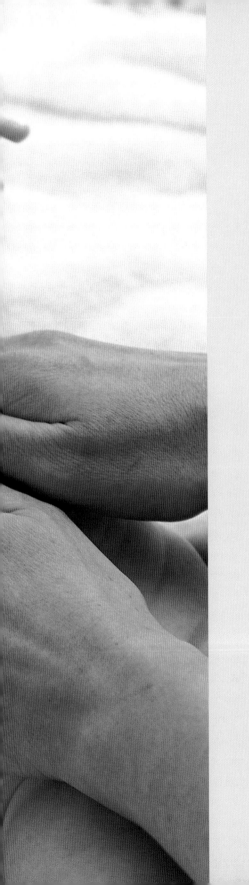

POUR DÉBUTER

LE MASSAGE

Masser un bébé ou un tout-petit n'est pas une mince affaire parce que les bébés ont tendance à vouloir prendre une part active au processus. Une bonne préparation créera l'environnement détendu indispensable au succès de toute massothérapie, pour que vous et votre bébé ayez envie de renouveler cette expérience amusante et agréable.

LA PRÉPARATION

L'ENVIRONNEMENT

Choisissez une pièce de votre maison où vous et votre bébé aimez passer du temps ensemble, et faites de cet endroit le lieu habituel de vos massages. Ainsi, votre enfant associera cette pièce au massage. Dégagez un espace suffisant pour pouvoir vous mouvoir aisément, en éliminant tout obstacle ou objet dangereux qui pourrait tomber sur votre bébé, par exemple une boisson chaude ou des bougies.

Cette pièce devrait être bien chauffée et sans courants d'air parce que les bébés perdent leur chaleur corporelle beaucoup plus vite que les adultes. Une température de 26 °C convient parfaitement. Si cette pièce ne reçoit pas suffisamment la lumière du jour, assurez-vous que l'éclairage soit doux et n'agresse pas les yeux.

Il est essentiel de créer une atmosphère paisible, avec le moins de perturbations possible, pour n'être pas dérangé pendant le massage par la télévision, la radio, le téléphone ou même un animal domestique. Vous pouvez mettre une douce musique de fond pour créer une ambiance favorable.

LE DONNEUR

Portez des vêtements confortables et amples, et lavez-vous les mains, en vous assurant qu'elles sont chaudes et propres. Retirez vos bijoux et votre montre, et vérifiez que vous n'avez pas la peau rêche, ni des ongles trop longs ou abîmés qui pourraient affecter la peau délicate de votre bébé. Ayez à portée de main des mouchoirs en papier ou un rouleau de papier absorbant pour essuyer, durant le massage, l'huile ou la lotion de vos mains, le cas échéant. Vous devez rester concentré et détendu pour que votre massage demeure rythmé et fluide.

LE RECEVEUR

Votre bébé devrait idéalement être dévêtu pour la plupart des routines de massage. Toutefois, vous pouvez lui laisser sa couche au début, jusqu'à ce qu'il se sente moins vulnérable et se détende. Quand votre bébé est nu, nettoyez sa peau, en particulier autour de la zone de la couche, et ayez plusieurs serviettes moelleuses à portée de main pour garder votre bébé au chaud. Vous devriez également conserver une couche à proximité, ainsi qu'une serviette, en cas de besoin.

Il est important que le donneur adopte des positions confortables qui puissent être maintenues durant le temps de la séance. Tenez-vous bien droit ou faites en sorte que votre dos soit soutenu pour éviter tout inconfort. Au fur et à mesure que votre bébé grandira, vous changerez intuitivement de position en l'adaptant pour qu'elle vous convienne à tous deux.

LES POSITIONS

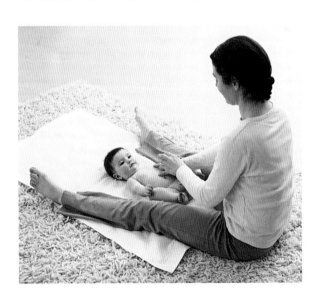
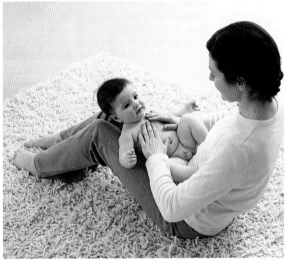

POSITION ASSISE

Allongez votre bébé sur le sol, face à vous, sur un matelas à langer ou sur une serviette pour l'hygiène et le confort. Si vous êtes assis les jambes écartées de chaque côté de votre bébé, vous pourriez avoir besoin d'appuyer votre dos contre un mur ou un support solide, un canapé par exemple. Vous pouvez aussi vous asseoir au bord d'un coussin, les jambes écartées ou croisées. Enfin, vous pouvez également placer vos pieds à plat sur le sol, les genoux repliés, et utiliser vos cuisses pour soutenir le bébé.

Assurez-vous de pouvoir vous pencher en avant confortablement à partir de toute position assise, sans exercer une pression sur votre dos.

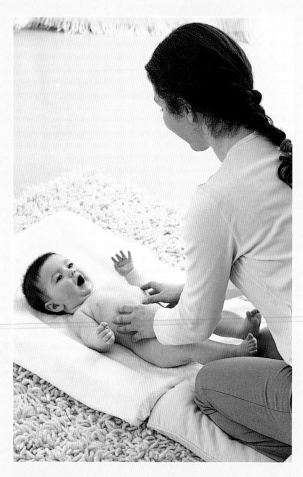

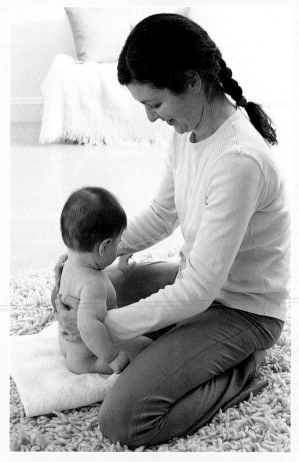

POSITION À GENOUX

Placez un coussin ou une serviette sous vos
genoux, et un autre entre vos fesses et vos pieds.
Ensuite, asseyez-vous confortablement, les bras
et les épaules relâchés. Pour un massage complet,
vous pouvez soit vous agenouiller aux pieds de
votre bébé, soit, s'il s'agit d'un petit enfant, le
placer entre vos genoux pour le maintenir.

POSITION DU BÉBÉ AVEC SOUTIEN

Quand votre bébé aura 2 ou 3 mois, son cou et
ses épaules seront suffisamment forts pour qu'il
puisse tenir sa tête droite. À ce stade, vous
pouvez l'asseoir pour pratiquer le massage.
Dans la position agenouillée, placez votre bébé
devant vous, de face, les pieds joints et les
genoux écartés. Ensuite, placez un bras autour
de son torse pour le soutenir, et utilisez l'autre
main pour effectuer le massage.

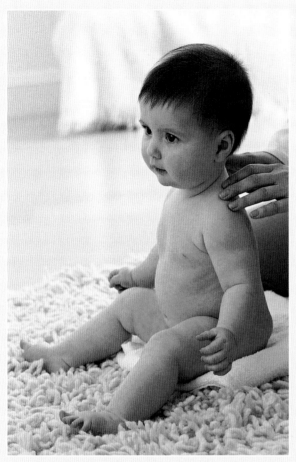

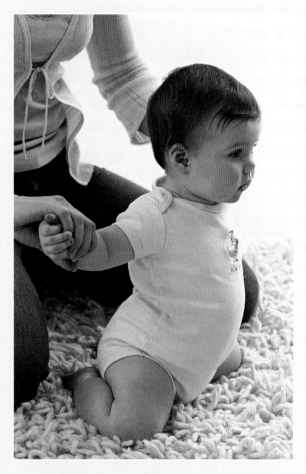

POSITION DU BÉBÉ
SANS SOUTIEN

Vers 7 mois, votre bébé pourra s'asseoir sans aide. Les bébés atteignent généralement ce stade quand ils peuvent se lever eux-mêmes d'une position allongée et se soutenir sur leurs mains et leurs bras tendus. Dans la position agenouillée, placez votre bébé entre vos genoux pour renforcer sa confiance et assurer un soutien si nécessaire. Vous pouvez modifier certains mouvements du massage, en vous concentrant sur ceux qui seront les plus bénéfiques dans cette position.

STYLE ORIENTAL

Dans la position agenouillée, placez votre bébé en face de vous, entre vos genoux, de dos et agenouillé, les jambes repliées sous lui. Quand votre bébé aura franchi l'étape transitoire entre les positions assise et rampante, cette position lui sera plus naturelle. Il s'assiéra intuitivement sur ses deux pieds et ses deux genoux. Si, dans cette position, vous observez que ses pieds se tournent vers l'extérieur, entraînez-le à les tourner vers l'intérieur, pour ne pas nuire au développement de ses hanches et de ses genoux. Il sera sans doute plus difficile de masser dans cette position, car aucun bébé ne peut rester longtemps immobile.

Si vous effectuez un massage directement sur la peau de votre bébé, il vous faudra utiliser un lubrifiant pour permettre à vos mains de glisser sans heurts et sans interruption du rythme du mouvement. C'est particulièrement important dans le massage des bébés parce que leur peau est très douce et très délicate. Il existe de nombreux produits de massage, dont certains ont été spécialement conçus pour les tout-petits. Il est très important de choisir un produit adapté à votre enfant et qui, pour vous, soit agréable et facile à utiliser.

LES PRODUITS DE MASSAGE

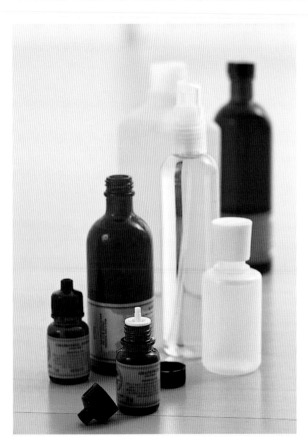

La peau des bébés étant très sensible et facilement sujette aux allergies, vous devriez effectuer un test épicutané avant d'utiliser tout produit de massage. Appliquez un peu du produit sur une petite zone de la peau de votre bébé et, après 30 minutes, vérifiez s'il y a une quelconque réaction. Si c'est le cas, essayez un autre produit.

LES HUILES

L'huile de votre choix devrait être non grasse et pure. La peau absorbe facilement les huiles naturelles, aussi il vous faudra probablement en appliquer à nouveau durant le massage. Les huiles végétales pressées à froid sont les plus efficaces et elles sont en outre riches en vitamines et en minéraux. Contrairement à une idée largement répandue, les huiles pour bébés ne conviennent pas au massage parce qu'elles contiennent des huiles minérales qui ne pénètrent pas la peau. Elles sont conçues pour empêcher le dessèchement et jouent le rôle de barrière à la surface du derme.

L'huile d'amande douce est une huile légère dotée d'excellentes propriétés pour les peaux sèches et irritées. L'huile de pépins de raisin est très douce et est aussi l'une des plus pures, ce qui la rend très absorbable. L'huile de coco est très utilisée en Inde pour le massage des bébés, et on utilise l'huile de coco fractionnée pour les prématurés parce qu'elle est dépourvue d'allergènes. Les huiles de jojoba, de tournesol et d'olive conviennent toutes, et elles sont de plus bon marché et faciles à trouver. Il existe un certain nombre d'huiles de massage pré-mélangées conçues spécialement pour les bébés et les tout-petits, mais elles ne sont pas recommandées pour les bébés âgés de moins de 3 mois. Elles peuvent être utiles pour traiter certaines affections, mais il est important de bien suivre les instructions.

LES CRÈMES

Les crèmes de massage facilitent les mouvements glissés, mais elles nourrissent également les peaux sèches. Les crèmes dotées d'une texture légère et contenant de la vitamine E sont idéales. Toutefois, si vous utilisez régulièrement une crème spéciale pour traiter un problème de peau, vous pouvez la garder pour les massages, en combinant ainsi massages et traitements quotidiens.

GELS ET LOTIONS

Ces deux types de produits peuvent remplacer l'huile. Cependant, les gels sont à base d'huile et les lotions à base d'eau, ce qui signifie qu'une petite quantité est suffisante pour le massage. Vous devez également faire attention à bien nettoyer la peau après le massage, car ces produits sont plus glissants que les huiles et les crèmes.

CIRES ET BAUMES

La cire d'abeille biologique est un produit de massage relativement nouveau que l'on peut utiliser pur ou mélangé à des huiles essentielles pour favoriser la relaxation. La propolis, une substance naturelle contenue dans la cire d'abeille, a la réputation d'être le « meilleur antibiotique naturel ». Elle est excellente pour nourrir la peau et contribue à traiter l'érythème fessier et d'autres problèmes de peau similaires qui affectent souvent les bébés.

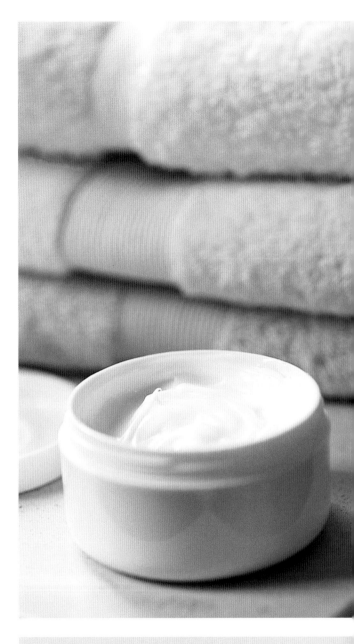

REMARQUE
Quel que soit le produit que vous choisissez, gardez-le à portée de main, dans un récipient antifuites, durant le massage.

Pour les bébés, nous pratiquons les mouvements « maternels » du massage suédois. Il s'agit de l'effleurage, du pétrissage, de la percussion, de la friction et de l'étirement. Tous ces mouvements peuvent être appliqués à des vitesses et avec des pressions différentes, mais la clé d'un bon massage est de développer le rythme et la continuité pour maintenir le contact. En général, tout massage se pratique vers le cœur, en suivant le courant sanguin dans les veines: la pression est appliquée durant le mouvement ascendant et relâchée durant le mouvement retour. Avant de commencer, chauffez vos mains et secouez-les bien pour les détendre.

LES TECHNIQUES DE BASE DU MASSAGE

L'EFFLEURAGE

C'est la technique la plus simple qui consiste à effleurer la peau, comme son nom l'indique. Il s'agit d'un mouvement souple, glissant, avec le plat de la main, en gardant les doigts joints. Vous pouvez utiliser les deux mains simultanément sur un bébé assez grand, mais, quand le bébé est très petit, effleurez du bout des doigts seulement. Au début, la pression doit être légère puis progressivement augmentée au fur et à mesure que bébé grandit et s'habitue aux massages. Une variante de ce mouvement consiste à mettre les mains en forme de coupe, ce qui est utile quand on travaille sur les bras et les jambes. Vous pouvez frotter les bébés avec le plat de la main dans un mouvement d'avant en arrière.

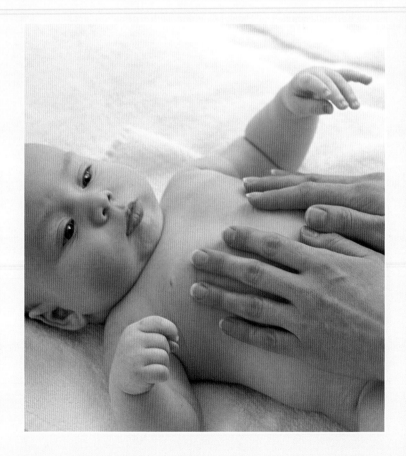

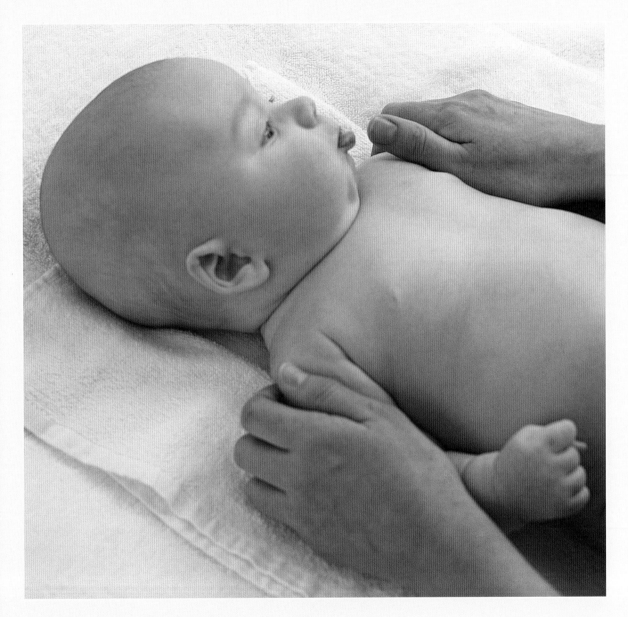

LE PÉTRISSAGE

Comme son nom l'indique, cette technique consiste à presser, comprimer et à faire rouler les tissus. Vous pouvez appliquer ces mouvements avec une ou deux mains et, dans les zones plus petites, avec les pouces et les doigts. Ne les utilisez pas dans les zones les plus charnues, tant que les tissus ne sont pas devenus suffisamment denses.

LA PERCUSSION

Cette technique consiste en une série de tapotements, et on l'appelle ainsi en raison du bruit qu'ils produisent. Elle comprend les mouvements suivants : la hachure, le claquement et le martèlement. On applique ces mouvements rapidement et en rythme de sorte que l'on n'a besoin ni d'huile ni de crème. Pour effectuer ces tapotements, on utilise aussi bien le tranchant de la main, que les mains en forme de coupe, les pouces et le bout des doigts.

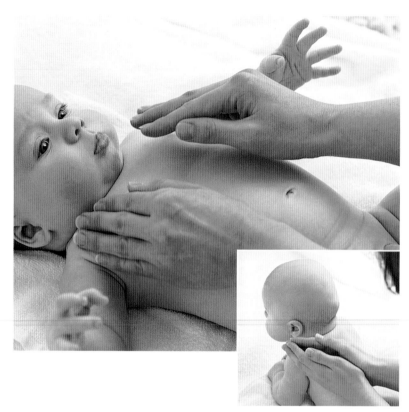

LA FRICTION

Il s'agit de mouvements très précis que l'on effectue avec l'extrémité des doigts, y compris les pouces, ou bien avec le talon de la main. On les accomplit souvent avec une seule main, avec peu ou pas de glisse, ce qui évite l'utilisation d'huile ou de crème. Dans le massage du bébé, la pression doit être légère, généralement en un mouvement circulaire, contrairement aux mouvements plus appuyés appliqués aux adultes.

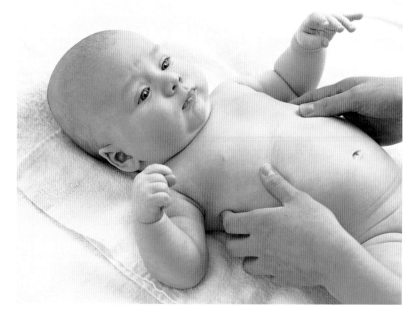

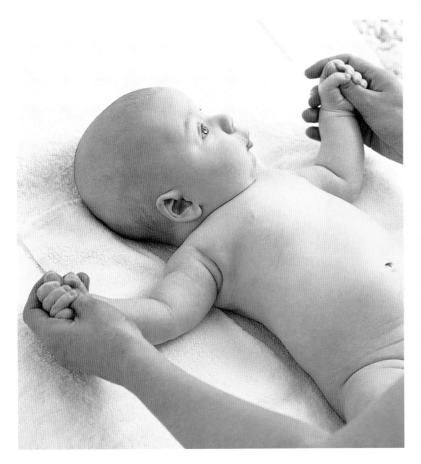

MOUVEMENTS DE
MASSAGE

*Chaque mouvement a ses propriétés
propres. L'effleurage est relaxant et
apaisant, il introduit la séance et
facilite l'application du produit de
massage. Il favorise également la
circulation. Le pétrissage et la
friction relâchent les tensions
musculaires et accélèrent le flux des
nutriments et l'élimination des
déchets. Enfin, l'étirement améliore
la mobilité articulaire et la
souplesse, et est source d'amusement
et de variété.*

L'ÉTIREMENT

Il est très important d'attendre que le bébé soit complètement détendu pour lui appliquer un étirement léger. C'est donc généralement à la fin d'une séance qu'on le pratique. Si votre bébé est affecté d'un problème articulaire, n'utilisez pas cette technique.

RÉFLEXOLOGIE

L'objectif de la réflexologie est d'identifier et éliminer tout blocage dans le flux énergétique du corps et d'accroître ainsi la capacité naturelle de l'organisme à s'autoguérir. Non seulement la réflexologie favorise la circulation de l'énergie et l'élimination des toxines, mais elle a également un profond effet sédatif sur le corps tout entier, favorisant ainsi la relaxation et un sentiment de bien-être.

LES PRINCIPES DE LA RÉFLEXOLOGIE

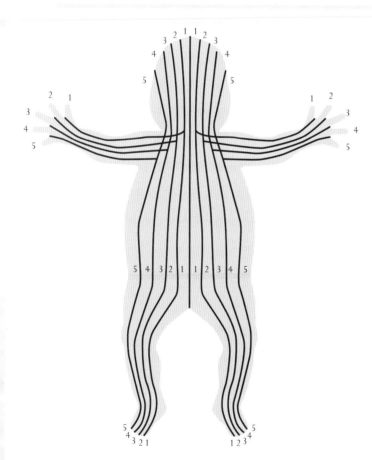

LES ZONES

La réflexologie est fondée sur la division du corps en dix zones énergétiques qui courent sur toute la longueur du corps, de la tête aux orteils, et le long des bras jusqu'aux mains. Le *qi* est l'énergie qui circule à travers ces zones lorsque nous sommes en bonne santé.

LES POINTS RÉFLEXES

Les systèmes et les organes du corps sont représentés par des points réflexes sur les pieds (voir pages 26-29) et ces points peuvent nous aider à identifier les zones du corps où l'énergie est déséquilibrée. En utilisant la technique de la chenille – l'extrémité du pouce (ou d'un autre doigt) avançant comme une chenille sur le pied – et en appliquant une légère pression sur les points réflexes, il est possible de détecter les blocages énergétiques. Ces blocages se manifestent sous la forme de dépôts calcaires qui provoquent une sensation de gêne. Le traitement d'un point réflexe principal permet de traiter les points réflexes plus petits, indétectables sur des pieds minuscules.

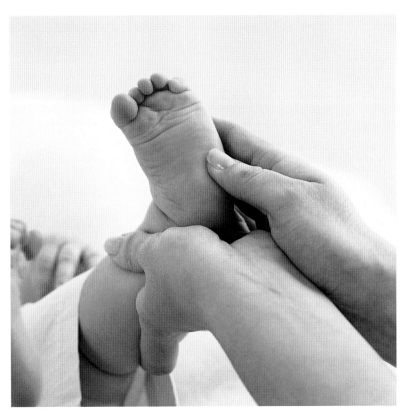

PRODUITS UTILISÉS POUR LA RÉFLEXOLOGIE

La plupart des réflexologues utilisent une poudre pour faciliter le mouvement des doigts et des pouces sur les pieds, et c'est le produit idéal si vous pratiquez la réflexologie seule. Par contre, si vous incorporez la réflexologie dans une routine de massage, vous pouvez continuer à utiliser une huile de qualité, mais en petite quantité. Si votre bébé souffre d'un problème de peau, eczéma ou psoriasis par exemple, vous pouvez choisir une crème légèrement hydratante. Quel que soit le produit que vous préférez, n'oubliez pas que vous devez l'utiliser uniquement en petites quantités. Un excès de produit rendra l'expérience de réflexologie « salissante » et moins agréable, tant pour la mère que pour le bébé.

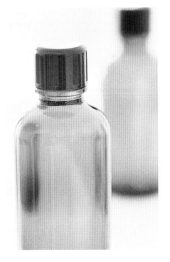

25

La série de photos suivante vous permettra d'identifier clairement les principaux points réflexes que l'on utilise pour traiter les affections infantiles mineures. Dès lors que vous maîtriserez les techniques de base de la réflexologie, présentées pages 30-35, vous pourrez incorporer ces points réflexes pour atteindre à une efficacité maximale. Massez tous les points si vous souhaitez effectuer un traitement de réflexologie du corps tout entier, ou bien choisissez des points spécifiques pour traiter une affection particulière, comme indiqué au chapitre TRAITEMENT DES MALADIES COURANTES, pages 83-109.

LES POINTS RÉFLEXES

ZONES

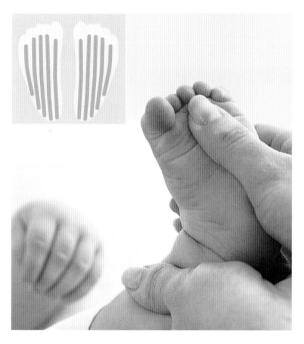

COLONNE VERTÉBRALE

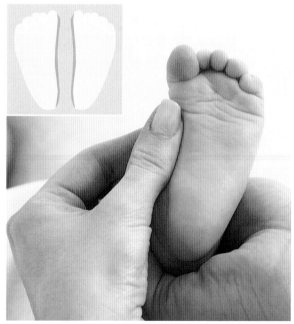

TÊTE

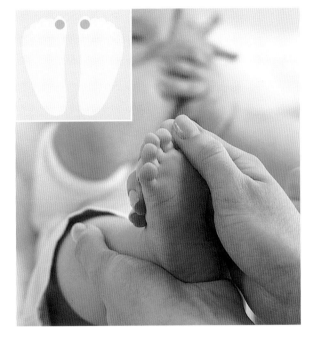

SINUS

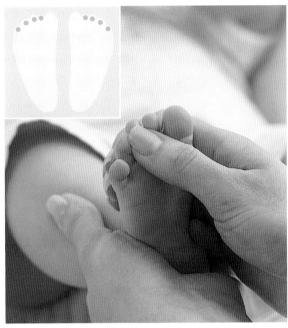

DENTS

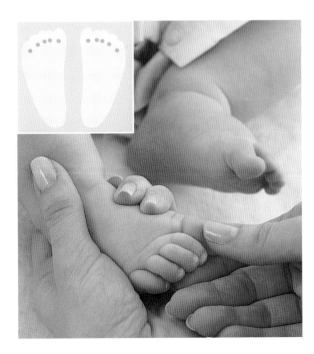

OREILLES

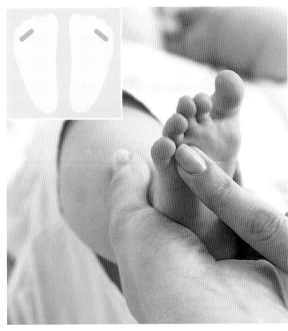

TROMPES D'EUSTACHE

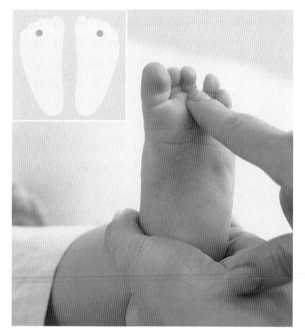

SYSTÈME LYMPHATIQUE

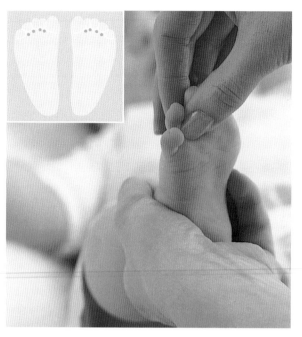

TRACHÉE

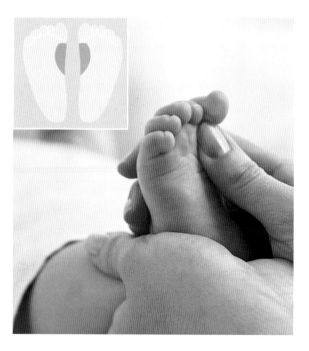

POUMONS

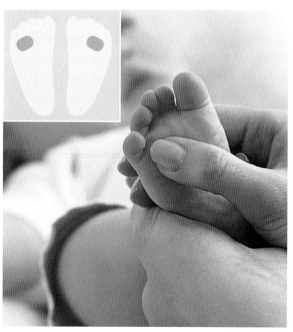

PLEXUS SOLAIRE

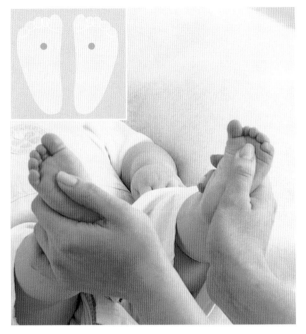

ESTOMAC

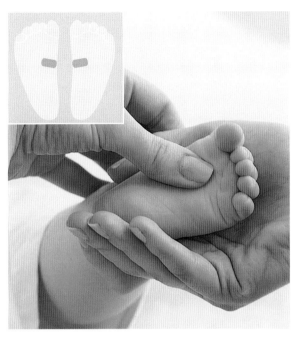

INTESTIN GRÊLE

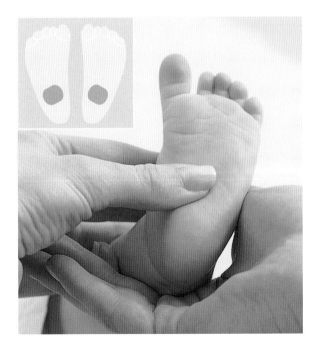

CÔLON

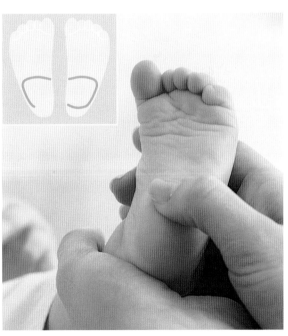

Commencez par apprendre ces huit techniques simples. Votre bébé ne devrait en éprouver aucune gêne, sauf s'il souffre d'une maladie infantile commune. Dans ce cas, il réagira instinctivement par un mouvement de recul. Toutefois, sachez que les bébés rétractent souvent leurs pieds en réaction au toucher, aussi cette réaction n'indique-t-elle pas nécessairement un problème quelconque. L'observation des expressions de votre bébé vous aidera à déterminer son niveau d'inconfort.

LES TECHNIQUES DE BASE
DE LA RÉFLEXOLOGIE

RELIER L'ÉNERGIE

Pour établir le contact, placez les paumes de vos mains sur la plante des pieds du bébé, pour qu'il puisse se relier à votre énergie. Il pressera ses pieds contre vos mains instinctivement.

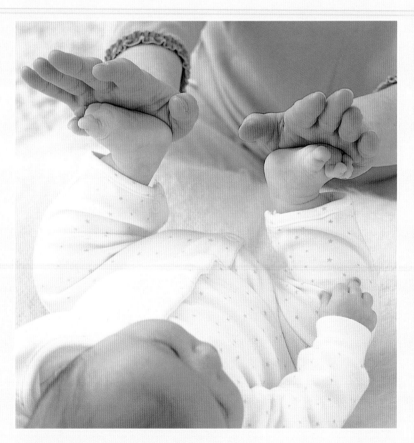

Quand vous et votre bébé serez familiers avec chaque technique, vous pourrez commencer à les pratiquer selon la séquence présentée ici. Après avoir relié votre énergie à celle de votre bébé et accompli les techniques du plexus solaire et du bercement sur ses deux pieds en même temps, pratiquez chaque technique tout d'abord sur le pied droit, puis sur le pied gauche.

PRESSION DES POINTS DU PLEXUS SOLAIRE

Placez vos pouces simultanément sur les points réflexes du plexus solaire et laissez votre bébé presser doucement ses pieds contre vos mains.

TECHNIQUE DU BERCEMENT

Soutenez les pieds de votre bébé par les talons avec les paumes de vos mains. Tenez-les de manière relâchée afin qu'il puisse retirer ses pieds s'il le souhaite.

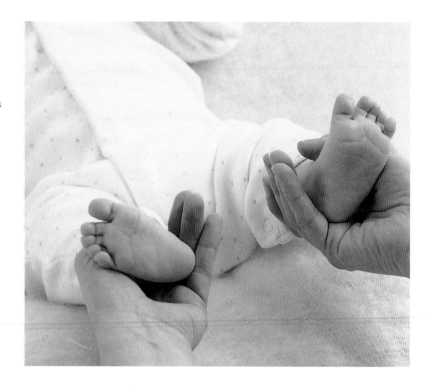

TRAITEMENT DES ZONES DE LA PLANTE DU PIED

Le pied de votre bébé étant délicatement posé dans une main, avancez avec le pouce de votre main libre comme le ferait une chenille, en traitant chaque zone depuis le talon jusqu'à chaque orteil, le long de chaque zone énergétique du pied (sur la page opposée, voir l'encadré « Mouvement de la chenille »). Commencez par la zone 1 du talon (voir page 24). Ce mouvement favorise le flux de l'énergie.

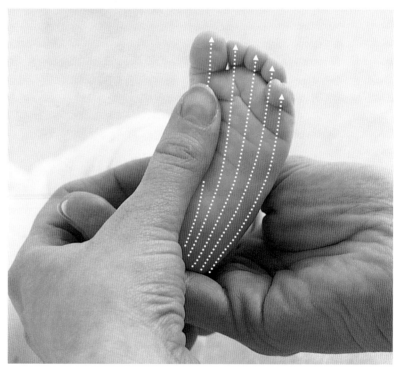

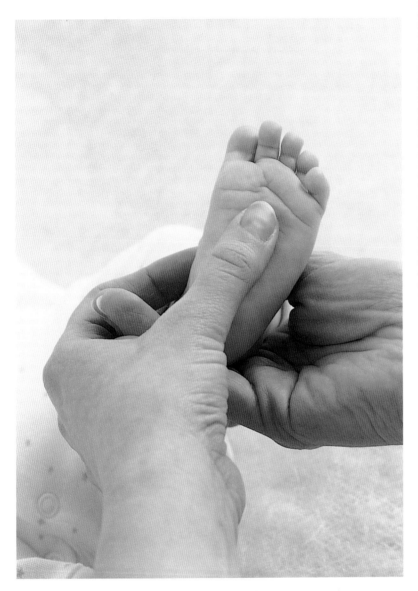

LE MOUVEMENT DE LA CHENILLE

Placez votre pouce sur le pied du bébé et, par un mouvement de reptation, déplacez votre pouce sur l'épiderme en long ou en large, la première phalange pliée puis dépliée, comme il s'agissait d'une chenille.

***Note** : ce mouvement peut être effectué avec le pouce ou un autre doigt, mais il est décrit ici avec le pouce.*

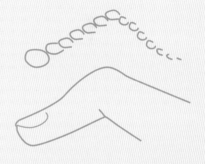

TECHNIQUE DU GLISSÉ DU POUCE

Au début, il est possible que vous soyez rebuté par le mouvement de la chenille, ou que votre bébé ne vous laisse pas le temps de le faire. Vous pouvez, en remplacement, faire glisser votre pouce sur chaque zone de la même manière. Vous pouvez aussi utiliser cette technique en complément du mouvement de la chenille pour renforcer le traitement.

TECHNIQUE DU POINT RÉFLEXE DE LA COLONNE

Appliquez soit le mouvement de la chenille, soit le glissé du pouce sur la face interne du pied de votre bébé, depuis le talon jusqu'au bout du gros orteil, en passant par le point réflexe de la colonne vertébrale. Cela contribuera à détendre son système nerveux.

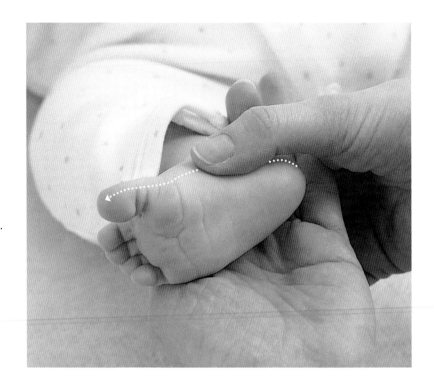

TECHNIQUE DE LA PRESSION

Le pied de votre bébé étant toujours niché au creux de votre main, pressez légèrement tour à tour le centre de la pulpe de chaque orteil avec le pouce de votre main libre. Utilisez votre index pour soutenir légèrement l'orteil traité.

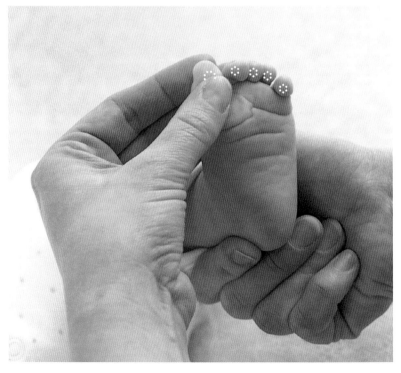

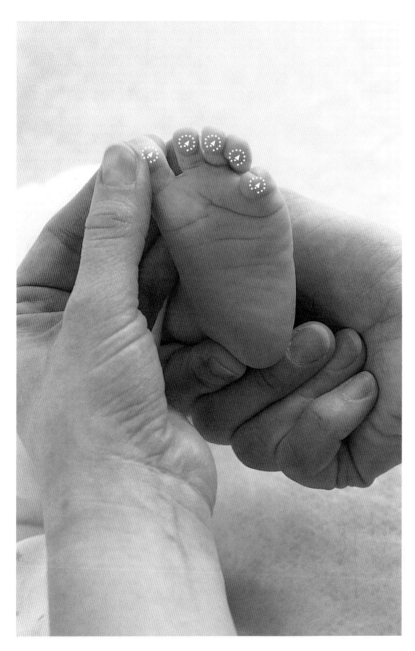

Ces quelques techniques
réflexologiques de base vous
permettront de soulager un certain
nombre de maladies infantiles.
Quand vous les maîtriserez, vous
pourrez commencer à traiter les
points réflexes spécifiques des
maladies (voir TRAITEMENT DES
MALADIES COURANTES,
pages 83-109). Le mouvement
de la chenille, le glissé du pouce,
les pressions et les mouvements
circulaires sont tous utilisés
sur les points réflexes liés à des
maladies spécifiques.

TECHNIQUE DE LA PRESSION CIRCULAIRE

Comme dans la technique précédente, pressez légèrement la pulpe
de chaque orteil, puis imprimez un mouvement circulaire à votre
pouce sur toute la zone traitée. Continuez à soutenir les orteils de
votre bébé avec l'index.

REMARQUE

Quelques minutes de réflexologie
suffisent pour être efficaces. Ne
vous découragez pas si votre bébé ne
vous laisse pratiquer au début que
les techniques de base.

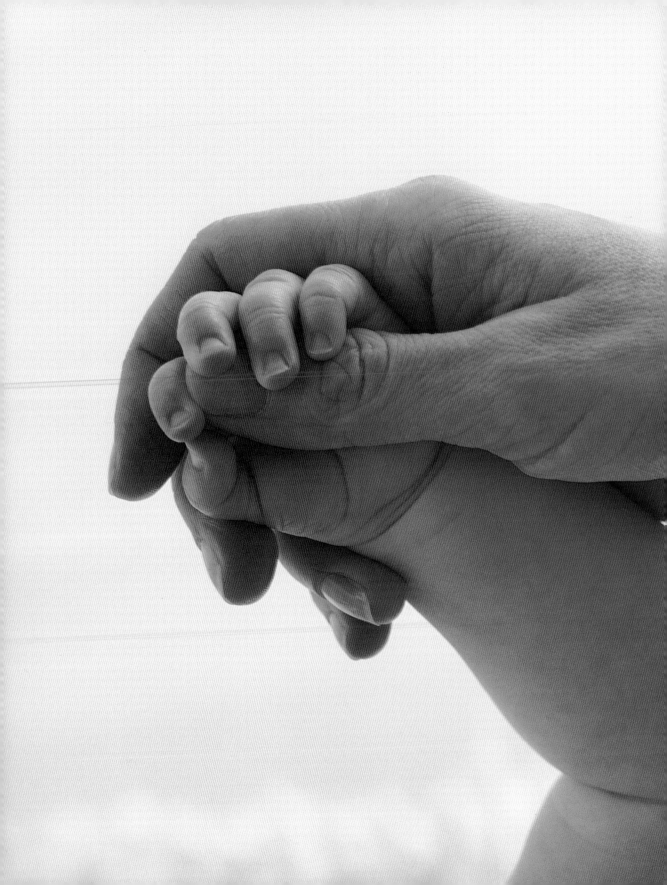

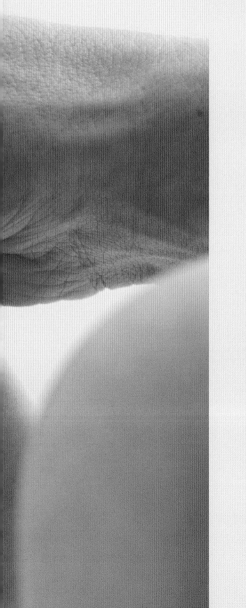

LE MASSAGE
CORPOREL

Si vous avez peu ou pas d'expérience du massage des bébés, il est essentiel de commencer progressivement afin de vous familiariser avec les techniques, les différentes pressions et les réactions de votre bébé. Commencez par un massage de 5 à 10 minutes et, quand vous vous sentirez à l'aise, introduisez progressivement d'autres mouvements quand vous verrez que votre bébé apprécie votre savoir-faire. Il vous faudra sans doute jusqu'à trois ou quatre séances pour que vous et votre bébé commenciez à apprécier l'expérience. Ne vous découragez pas : le résultat final mérite persévérance.

METTRE EN PLACE UNE ROUTINE

Au fur et à mesure que votre bébé grandit, vous pouvez mettre en place la routine de 10 minutes en introduisant d'autres techniques et en adoptant différentes positions. Quand votre bébé aura environ 2 mois, vous pourrez commencer à pratiquer un massage complet, en introduisant à chaque fois une nouvelle étape, jusqu'à ce que vous et votre bébé soyez à l'aise avec une séance de massage complet. On commence habituellement la séquence par le devant du corps, d'abord en traitant de bas en haut, puis du sommet de la tête jusqu'aux orteils, afin que le bébé s'habitue à la routine. Procédez de même pour le dos. Cependant, vous pouvez masser des zones spécifiques, ou ajouter quelques mouvements de réflexologie si vous estimez que c'est nécessaire. Certains bébés préfèrent une approche du massage plus graduelle ; dans ce cas, commencez par les pieds et les jambes puis massez lentement vers le haut. Gardez à l'esprit que l'effleurage est le mouvement de base du massage ; pratiquez-le pour étaler le produit de massage et pour chauffer une zone avant de masser plus en profondeur. L'effleurage sert également à relier chaque partie de votre « routine » et à achever le massage.

LIGNES DIRECTRICES SELON LES ÂGES

Voici quelques lignes directrices simples pour masser des bébés d'âges différents.

0 à 3 mois

Normalement, vous ne devez pas procéder à un massage complet avant le premier examen post-natal de votre bébé, mais vous pouvez pratiquer des mouvements très légers sur sa tête et sur son dos. Utilisez l'extrémité de vos doigts plutôt que la main entière pour pratiquer l'effleurage sur ses mains et ses pieds. Vous pouvez, si vous le souhaitez, introduire des techniques spécifiques pour soulager des maux infantiles comme les coliques, les vents ou la constipation.

3 à 6 mois

Vous pouvez commencer à pratiquer une plus grande variété de mouvements et à appliquer une certaine pression, car, à présent, votre bébé est plus développé et ses tissus musculaires sont plus denses.

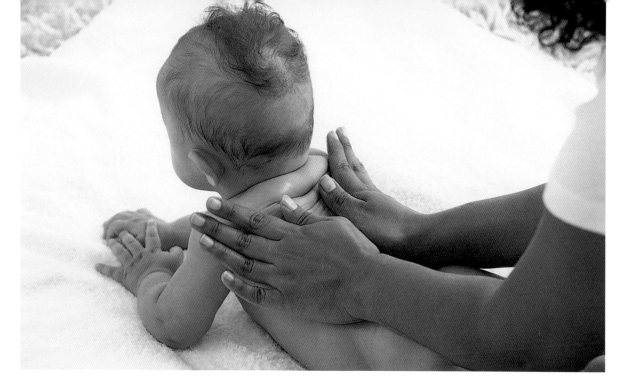

La routine de 10 minutes (voir pages 40-45), plus quelques mouvements d'étirement conviennent bien, et votre bébé pourrait même apprécier d'être massé dans une position assise soutenue. À ce stade, vous pouvez introduire les mouvements pour soulager les symptômes de poussée dentaire.

6 à 9 mois
Vous pouvez pratiquer des mouvements plus profonds comme la friction et le pétrissage avec une pression plus forte, car les membres et les muscles de votre bébé se sont développés. Les séances de massage peuvent être plus longues, mais elles peuvent aussi être plus difficiles, car la mobilité et la curiosité du bébé se sont accrues. Dans ce cas, procédez plutôt au massage un peu avant l'heure du coucher, car votre bébé sera alors moins actif et plus réceptif.

9 à 12 mois
À ce stade, le massage devient encore plus difficile, aussi efforcez-vous de le rendre plus ludique, avec une routine moins structurée.

12 à 15 mois
Si vous massez régulièrement votre bébé, il attendra sa séance avec impatience, il vous faudra donc prévoir un horaire spécifique. Votre bébé commencera à vous indiquer par des signes les mouvements qu'il aime et ceux qu'il n'aime pas et sa mobilité continuera à rendre difficile l'application du massage.

15 à 18 mois
À ce stade, votre tout-petit a appris à accepter le massage comme un élément de la vie quotidienne, et il peut même essayer de copier certains de vos mouvements. Son indépendance croissante pourrait vous contraindre à raccourcir le temps de massage. Essayez de nouvelles méthodes, comme le massage de la tête, tandis qu'il est assis ou que vous lui lavez les cheveux. À cet âge, les tout-petits réagissent bien au massage des mains et des pieds quand ils sont assis sur les genoux du parent ou dans ses bras.

18 mois et plus
Il n'y a pas d'âge maximum pour recevoir un massage. La règle principale est « d'être à l'écoute » des besoins de votre enfant et de respecter les limites de ce qu'il peut supporter. Le massage doit demeurer une expérience agréable et positive pour votre enfant.

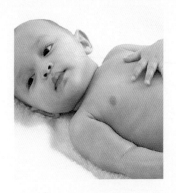

Choisissez une position confortable pour vous et votre bébé et versez un peu d'huile chaude dans vos mains. Du plat de la main, effectuez le mouvement d'effleurage en commençant au milieu du torse et en glissant jusqu'aux épaules, puis le long des bras, en pressant suffisamment pour éviter les chatouillements. Répétez cette séquence jusqu'à ce que sa peau brille, en prenant soin de ne pas trop huiler sa peau. Vous êtes maintenant prêt à commencer la routine de 10 minutes.

LA ROUTINE DE 10 MINUTES

TORSE ET BRAS

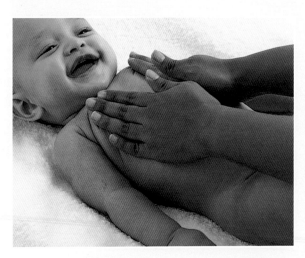

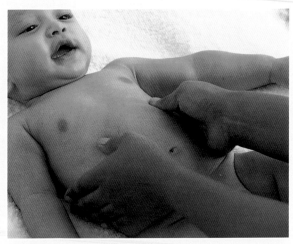

1 Placez vos mains, les paumes vers le bas, de chaque côté du sternum de votre bébé et massez délicatement vers l'extérieur jusqu'aux bords de la cage thoracique. Revenez au centre du torse, en réduisant la pression mais en gardant le contact. Recommencez ce mouvement à trois ou quatre reprises.

2 Placez vos mains à la base du sternum de votre bébé et frictionnez toute la surface de son torse avec la pulpe de vos pouces, en de petits mouvements circulaires. Continuez le massage en faisant glisser vos deux mains jusqu'au sternum et le long des clavicules, et finissez par un mouvement le long des bras.

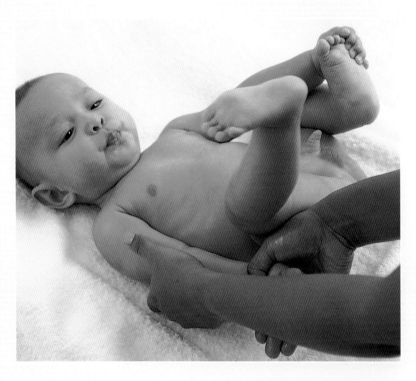

3 Massez seulement un bras à la fois, en soutenant d'une main l'avant-bras de votre bébé. De l'autre main, tenez le haut de son bras entre votre pouce et vos doigts. Avec la pulpe du pouce, effectuez des cercles appuyés, en traitant toute la zone entre le coude et l'aisselle. Finissez comme précédemment par un mouvement glissé sur le torse et le long du bras.

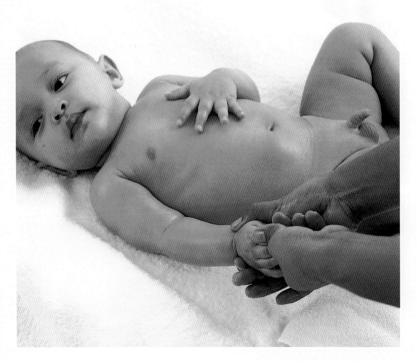

4 Passez à l'avant-bras et à la main et recommencez le mouvement circulaire du pouce sur toute la zone. Massez ses doigts avec l'index et le pouce. Répétez toute cette séquence sur l'autre bras et l'autre main.

REMARQUE

D'une manière générale, quand vous massez votre bébé, appliquez la même pression que vous utiliseriez pour nettoyer ses fesses.

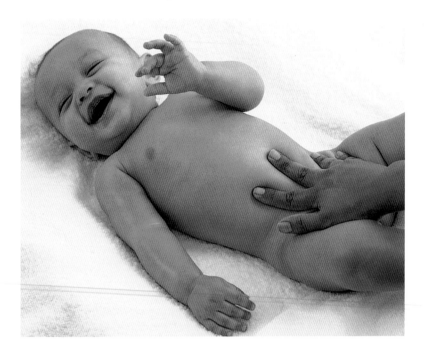

1 Placez la main sur le bas
du ventre, sur l'os pubien.
Les doigts écartés, effectuez
un léger mouvement de
balayage en éventail du flanc
droit au flanc gauche.

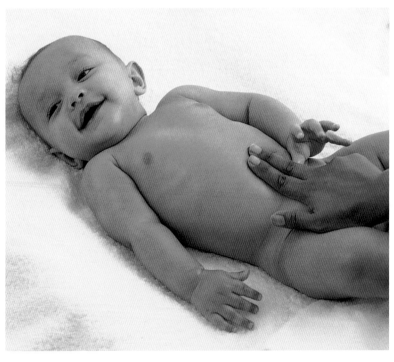

2 Avec la pulpe de l'index et
du majeur, effectuez de
légers mouvements
circulaires de la droite vers
la gauche de son abdomen.
Continuez en décrivant des
cercles de plus en plus petits
jusqu'à ce que vous ayez
traité toute la zone.
Achevez le massage avec
un mouvement d'effleurage
en éventail sur son abdomen,
son torse et ses bras.

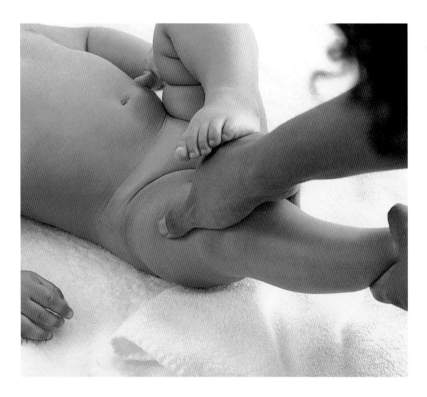

3 Soutenez une jambe sous la cheville d'une main et, de l'autre, appliquez l'huile en glissant de haut en bas le long de la jambe. Tenez la partie supérieure de la jambe du bébé entre votre pouce et vos doigts et, avec la pulpe du pouce, décrivez des cercles appuyés sur toute la zone entre le genou, la hanche et l'aine. Passez à la partie inférieure de la jambe, et traitez de la même façon la zone entre la cheville et le genou. Finissez en dessinant de petites demi-lunes sur son genou. Refaites la même séquence avec l'autre jambe.

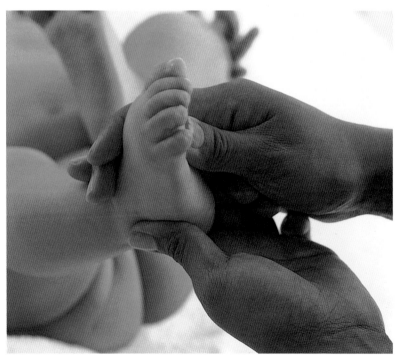

4 Soutenez la cheville de votre bébé d'une main et massez son pied avec l'index et le pouce de votre autre main. Finissez par un mouvement glissé sur les flancs, les jambes et les pieds. Refaites la même séquence avec l'autre jambe et l'autre pied.

REMARQUE

L'abdomen est une zone sensible, aussi vous faudra-t-il peut-être appliquer de l'huile plusieurs fois pour que votre massage soit très fluide. Faites attention à ne pas trop presser sur cette région.

DOS

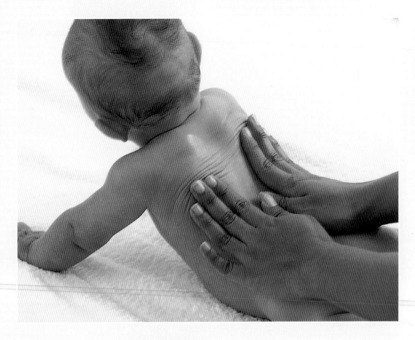

1 Appliquez de l'huile sur les fesses et le dos de votre bébé avec un mouvement d'effleurage glissant. Ensuite, avec la pulpe du pouce ou des doigts, traitez toute la région des fesses et du dos en décrivant de petits cercles. Répétez trois ou quatre fois.

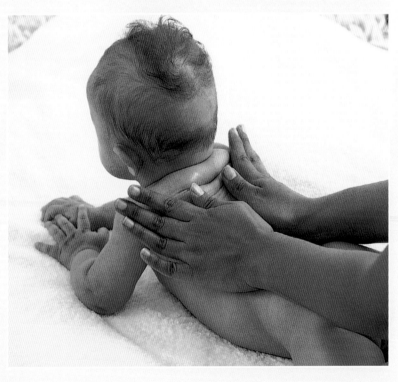

2 Effleurez avec les deux mains les deux côtés de la colonne vertébrale de votre bébé, les épaules, les bras, les mains et les doigts. Répétez trois ou quatre fois.

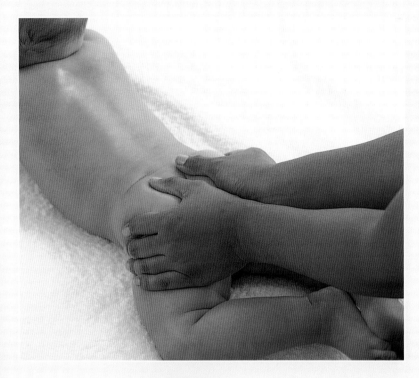

3 En commençant à la base de la colonne vertébrale, traitez toute la région du dos et des fesses en décrivant de petits cercles avec la pulpe du pouce ou des doigts, en prenant soin de ne pas presser sur la colonne vertébrale ou la nuque.

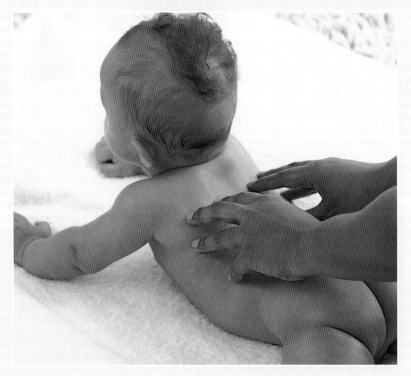

4 Finissez par un léger effleurage de la tête jusqu'aux orteils avant d'envelopper votre bébé dans une serviette chaude et de lui donner un tendre câlin.

REMARQUE

Les bébés peuvent éprouver un sentiment d'insécurité quand ils sont couchés sur le ventre, aussi vous faudra-t-il peut-être procéder par étapes, en prenant de temps à autre votre bébé dans vos bras pour le rassurer. Ne précipitez pas les choses et votre massage sera une expérience agréable.

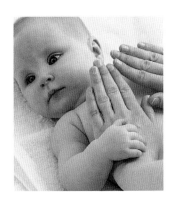

Dès lors que vous aurez assimilé les bases d'un massage complet du corps, vous pourrez exécuter toute la routine ou bien l'adapter à votre convenance aux besoins du bébé. Les variations de la routine au fur et à mesure du développement de votre bébé rendront le massage plus attrayant. La séquence pourra être longue ou brève en fonction de la capacité d'attention de votre bébé, et vous pourrez la modifier pour l'ajuster au temps dont vous disposez. Le massage est une forme de toucher très souple.

ROUTINE DU MASSAGE COMPLET

LE TORSE

Les routines spécifiques de massage pour les affections infantiles de la région du torse seront présentées plus loin (voir pages 84-91). Pour le moment, le massage ordinaire encouragera votre bébé à ouvrir son torse et à développer un mode de respiration détendu.

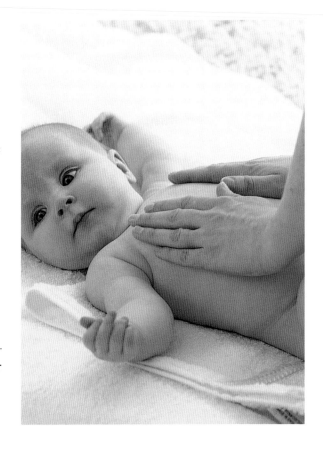

1 Asseyez-vous dans une position confortable, face à votre bébé. Posez vos mains à plat au milieu de son torse et gardez cette position. Appliquez une pression légère, puis relâchez-la tout en maintenant le contact. Un premier toucher de cette sorte rassurera et détendra votre bébé, et le préparera aux mouvements suivants.

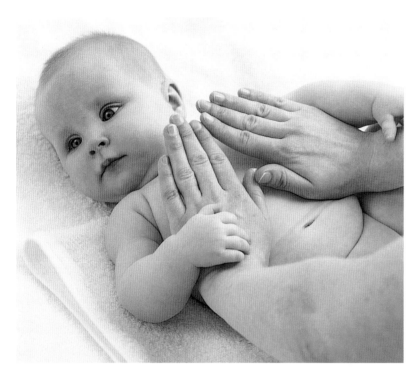

2 En maintenant vos pouces au centre du torse de votre bébé, utilisez le talon de vos mains pour masser vers l'extérieur et vers le bas de la cage thoracique, puis faites le mouvement inverse. Répétez trois ou quatre fois.

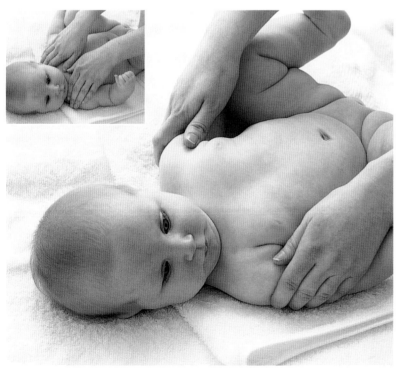

3 À partir de la position précédente et en utilisant le mouvement d'effleurage les mains à plat, massez vers le haut et les épaules de votre bébé, puis revenez vers le centre en un seul mouvement de balayage rythmé. Répétez trois ou quatre fois.

4 Avec les mains légèrement en coupe, tapotez doucement le haut et les côtés du torse de votre bébé. Continuez ainsi pendant 15 secondes.

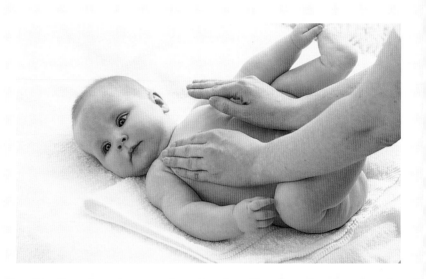

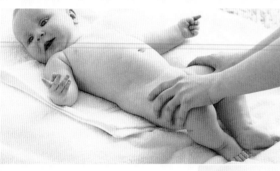

5 À partir de la position 2, effleurez vers le haut les épaules et le haut des bras. Revenez au centre et continuez vers le bas jusqu'aux jambes et aux pieds. Sans rompre le contact, continuez en revenant vers le haut et finissez en traitant chaque bras. Tout cela doit être inclus dans un long mouvement de balayage. Répétez trois ou quatre fois.

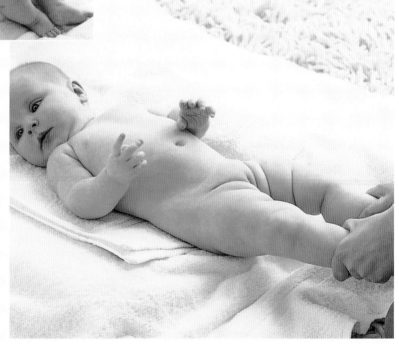

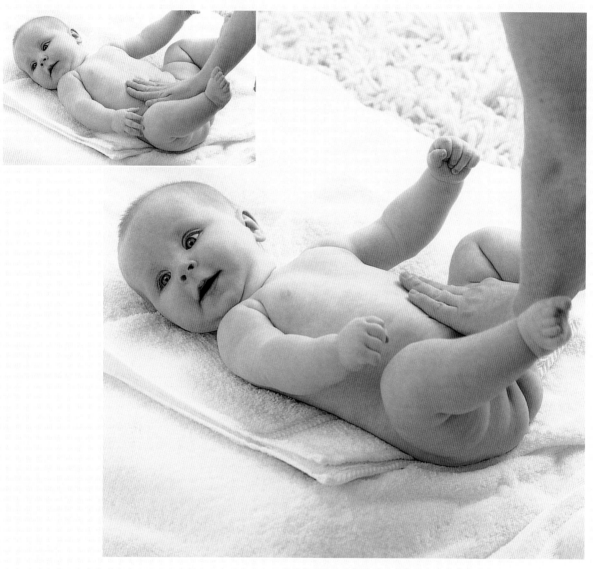

6 À l'aide des doigts d'une main, effectuez un mouvement en diagonale depuis le haut des épaules jusqu'à la hanche opposée. Répétez le même mouvement avec l'autre main de l'autre côté. Imaginez que vous dessinez un X invisible sur son torse, en utilisant alternativement vos deux mains. Répétez trois ou quatre fois.

REMARQUE
L'ouverture de la région du torse et de la cage thoracique avec ce massage améliorera la respiration et réduira toute accumulation de tension entraînant des pleurs.

LES BRAS

Il faut un certain temps avant que les bébés ouvrent consciemment leurs bras, parce que cela exige d'eux force et coordination. Le massage les encourage à le faire jusqu'à ce que ce mouvement devienne un réflexe naturel. Le développement de la flexibilité est très important pour la posture et pour renforcer la souplesse des muscles.

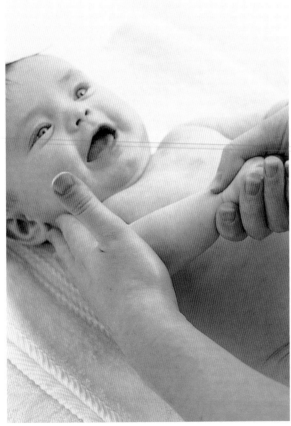

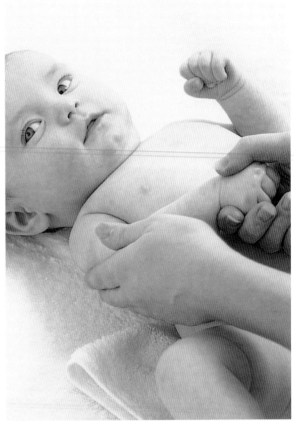

1 Prenez un bras de votre bébé et, en tenant son poignet d'une main, effectuez de l'autre main un mouvement d'effleurage le long du bras, depuis le poignet jusqu'au haut du bras. Ensuite, tournez légèrement votre main vers l'extérieur et revenez le long du côté du bras en effectuant un léger étirement. Répétez trois ou quatre fois.

2 Pétrissez le bras de votre bébé entre vos doigts et le talon de votre main, en traitant tout le bras depuis le poignet jusqu'en haut du membre. Répétez les étapes 1 et 2 sur l'autre bras.

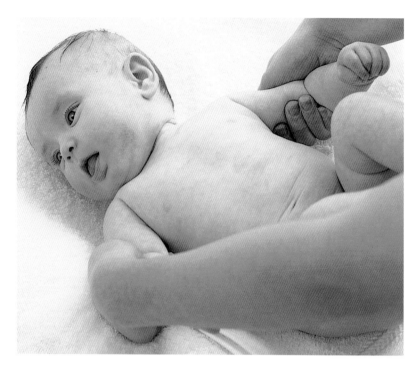

3 En traitant les deux bras
  simultanément, pressez
  délicatement puis relâchez
  les muscles de votre bébé
  entre vos doigts et vos
  pouces, depuis le haut des
  épaules jusqu'aux mains.

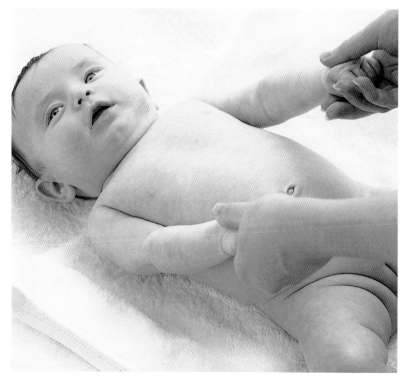

4 Prenez les bras de votre
  bébé dans les paumes de
  vos mains à partir des
  épaules, et tirez
  délicatement le long de ses
  bras, en alignement avec
  le corps, en effectuant
  de légères pressions.
  Répétez trois ou
  quatre fois.

REMARQUE

*Les petits bébés ont naturellement le
réflexe de garder leurs mains près du
corps. Cette séquence aidera votre
bébé à développer flexibilité et
coordination.*

LES MAINS

L'outil suprême du toucher thérapeutique, le massage des mains, est probablement l'un des plus instinctifs et il est si polyvalent que l'on peut le pratiquer n'importe où. Depuis le moment où les nouveaux-nés s'agrippent à nos doigts jusqu'à celui où ils sont capables de tenir des objets, il s'écoule une période de 12 mois au cours de laquelle la coordination et la force de leurs mains se développent. Cette communication à travers le toucher est un aspect très important du développement de l'attachement mutuel.

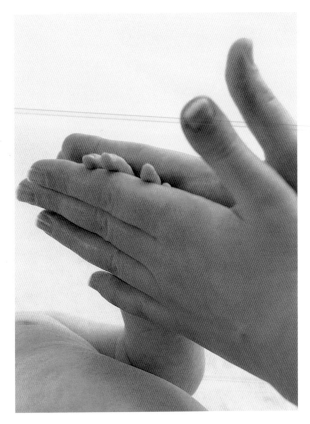

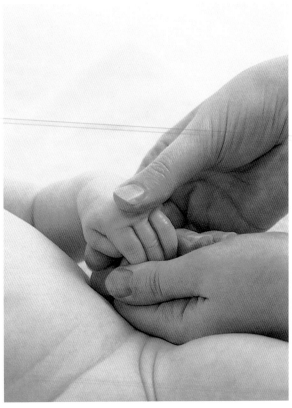

1 Prenez une main de votre bébé entre les paumes de vos mains, et frottez-la d'avant en arrière afin qu'elle se détende. Continuez ce mouvement pendant 15 secondes.

2 Placez vos doigts sous la main de votre bébé et vos pouces au-dessus, et faites délicatement rouler vos pouces d'avant en arrière par de tout petits mouvements, en traitant progressivement toute la région depuis le poignet jusqu'à la base des doigts.

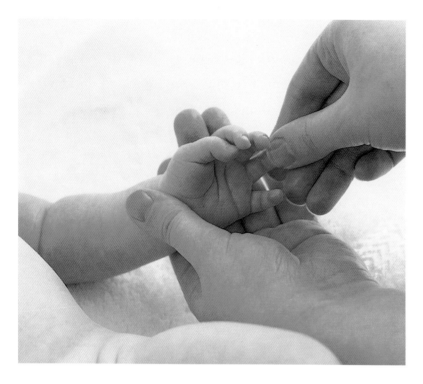

3 Prenez un doigt entre votre index et votre pouce, étirez-le délicatement, en exerçant une légère pression au bout. Répétez cette séquence sur chaque doigt.

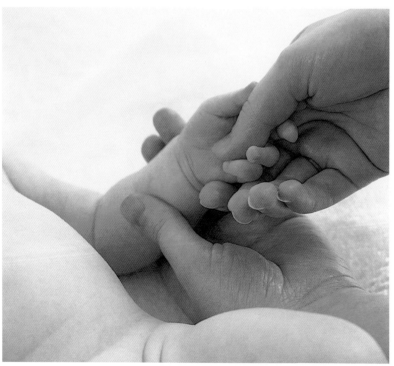

4 Retournez la main de votre bébé et, avec la pulpe du pouce, décrivez de petits mouvements circulaires sur la paume, avec une pression suffisante pour étirer et ouvrir la main pendant le massage.

Répétez les étapes 1 à 4 sur l'autre main.

L'ABDOMEN

Avant de masser l'abdomen de votre bébé, assurez-vous que son nombril est cicatrisé. Votre bébé doit être détendu pour bien apprécier le massage dans cette zone très sensible et émotionnellement chargée, aussi continuez à le masser s'il montre des signes d'anxiété. La zone sera en proie à des tensions si votre bébé est anxieux, mais souple s'il est détendu. Prenez garde à ne pas appliquer une pression trop forte sur la région de l'abdomen, car cela pourrait provoquer une gêne au niveau des intestins et de la vessie.

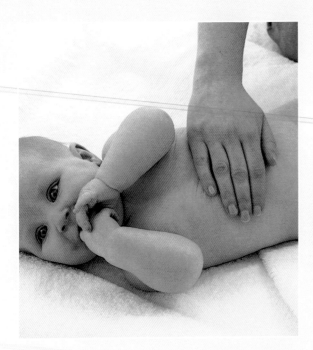 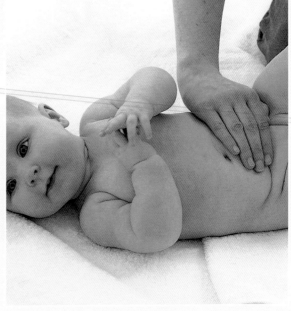

1 Établissez le contact en plaçant la paume de votre main huilée sur l'abdomen et maintenez-la ainsi un moment. Tenez ses chevilles avec l'autre main pour soutenir ses jambes. Avec un mouvement d'effleurage, massez circulairement dans le sens des aiguilles d'une montre en suivant le flux du tube digestif. Répétez trois ou quatre fois.

2 Ensuite, mettez votre main en coupe et massez horizontalement cette zone. Massez la région entre les hanches et les dernières côtes, délicatement d'un côté à l'autre. Continuez cette séquence pendant 15 secondes.

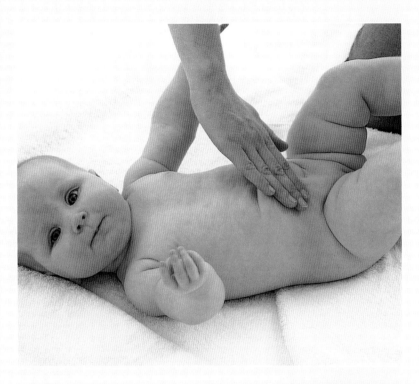

3 Dans la même région, avec la pulpe de vos doigts, utilisez alternativement vos deux mains pour masser le côté gauche de votre bébé, entre la hanche et la dernière côte, sur la région située sous le nombril. Répétez trois ou quatre fois cette séquence. Ensuite, passez au côté droit et répétez la séquence.

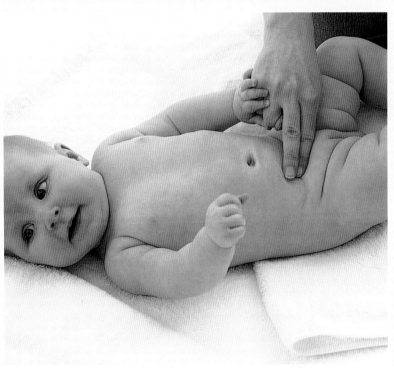

4 Retournez au centre de l'abdomen et répétez l'étape 1, cette fois en augmentant la taille des cercles pour englober l'os pubien et la région sous le nombril. Essayez de lever légèrement vos doigts, ce qui accroîtra la pression à la base de votre main. À ce stade, il est possible que votre bébé urine ou défèque, aussi ayez à portée de main une serviette ou un torchon. C'est une réaction naturelle parce que vous traitez la région du corps où sont situés la vessie et le côlon.

LES HANCHES

Le développement des hanches joue un rôle très important dans la mobilité et la posture. Au début de leur vie, les bébés sont extrêmement souples et un massage régulier contribuera à maintenir cette souplesse durant le développement de leur corps. Achevez cette séquence de massage en secouant délicatement les jambes du bébé et en effleurant complètement chaque jambe depuis la hanche jusqu'aux orteils.

1 Votre bébé face à vous, tenez ses chevilles avec vos mains et assurez-vous que ses jambes sont détendues. Dans le cas contraire, agitez-les très délicatement, ou jouez avec pour les relâcher. Pliez et redressez alternativement chaque jambe de votre bébé, dans un mouvement semblable au pédalage. Effectuez ce mouvement de manière souple et fluide pendant 15 secondes.

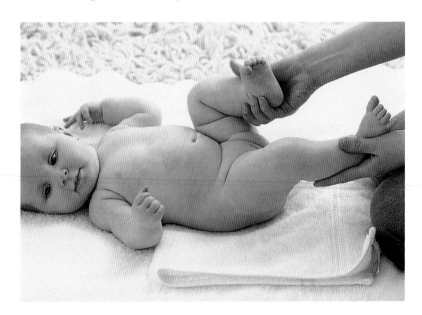

2 Pressez la plante de chaque pied l'une contre l'autre, orteil contre orteil et talon contre talon, puis relâchez, en vous assurant que les genoux de votre bébé se plient vers l'extérieur à chaque fois. Ne forcez pas les positions et passez à un autre exercice si votre bébé trouve celui-ci inconfortable. Sinon, continuez-le pendant 15 secondes.

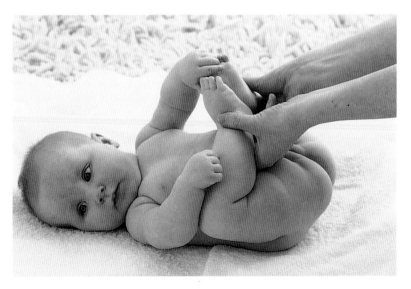

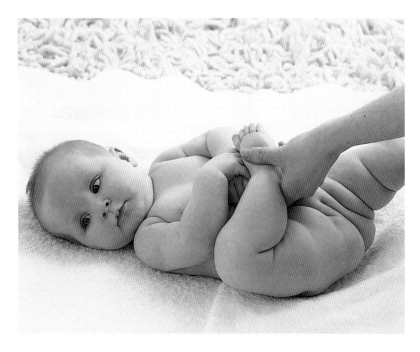

3 Le genou droit de votre bébé étant toujours plié vers l'extérieur, prenez son pied droit dans votre main gauche, et placez-le délicatement sur son nombril. Avec l'autre main, pétrissez ou frottez sa fesse exposée et l'arrière de sa cuisse pendant environ 20 secondes. Relâchez sa jambe et redressez-la délicatement. Répétez la même séquence avec l'autre jambe.

4 Répétez les étapes 1 et 2 et, quand les pieds de votre bébé sont joints, tenez ses deux jambes par les chevilles avec votre main droite, et placez-les doucement sur son nombril pour qu'elles se reposent. Maintenez cette position et, avec le plat de votre main gauche, massez la base de la colonne vertébrale, ainsi que la région des fesses. Continuez pendant 15 secondes.

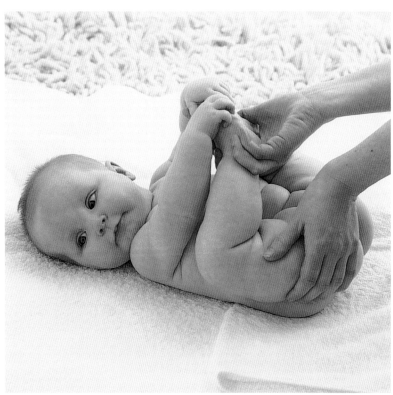

REMARQUE

Le massage des hanches est bénéfique pour les bébés qui aiment se tenir debout avant d'être capables de s'asseoir sans aide, et il contribue à éviter la rigidité articulaire.

LES JAMBES

Le massage des jambes favorise la coordination et le renforcement de la région lombaire. Jusqu'à l'âge de 3 mois, les bébés bougent beaucoup leurs jambes, pour les renforcer. Cette force doit être développée pour qu'ils puissent plus tard être en mesure de s'asseoir et de se tenir debout. Le massage des jambes favorisera également la souplesse des articulations des genoux et des chevilles au fur et à mesure que l'enfant grandira.

1 Saisissez la jambe droite de votre bébé par la cheville avec votre main droite. Avec l'autre main enduite d'huile, effleurez la jambe avec de légères pressions, depuis la cheville jusqu'à la hanche, et faites le mouvement inverse sur le côté de la jambe sans pression. Répétez trois ou quatre fois.

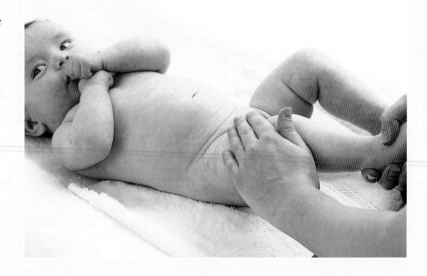

2 Placez vos doigts sous la cuisse du bébé et votre pouce au-dessus, et effectuez de petits mouvements circulaires avec la pulpe du pouce, sur toute la surface de la cuisse. Répétez les étapes 1 et 2.

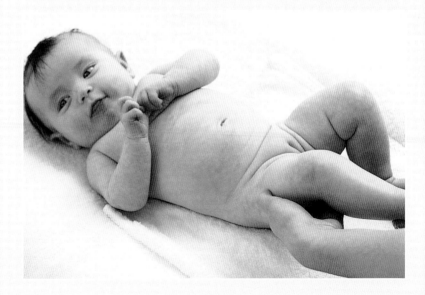

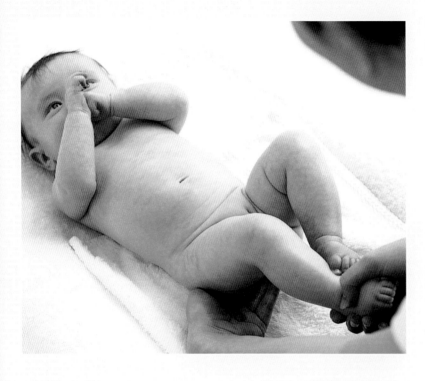

3 Pétrissez délicatement la jambe de votre bébé entre le talon de votre main et vos doigts, depuis le haut de la cuisse jusqu'à la cheville. Répétez les étapes 1 à 3 avec l'autre jambe.

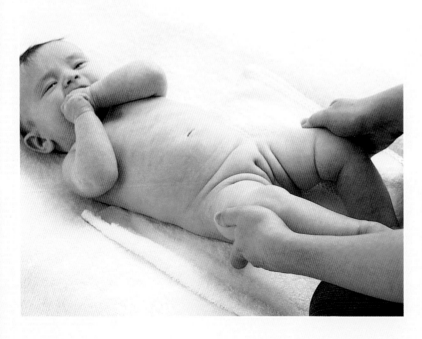

4 Posez vos mains sur l'intérieur des cuisses puis glissez vers l'extérieur et vers le bas le long de l'arrière des jambes jusqu'aux chevilles, avec une pression légère mais suffisante pour redresser ses jambes. Pour le mouvement retour, massez l'avant des jambes jusqu'aux cuisses. Répétez trois ou quatre fois.

REMARQUE

Le massage des jambes aidera votre bébé à développer la capacité de s'asseoir, de se tenir debout et de marcher.

LES PIEDS

Le massage des pieds peut être très relaxant, mais il faut pour cela que votre toucher soit ferme et que vous concentriez votre massage sur les extrémités et les côtés du pied, qui sont moins sensibles et moins chatouilleux que la plante. Ce massage favorise l'ouverture des pieds et prépare ainsi le bébé à la phase de la stature debout.

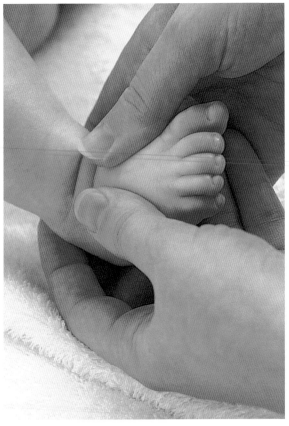

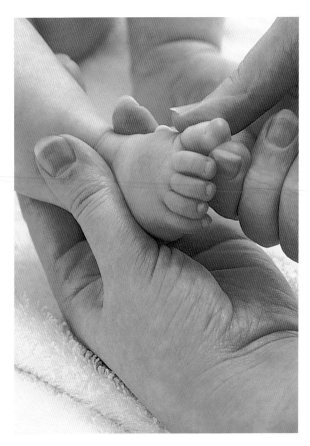

1 Prenez le pied de votre bébé dans vos deux mains, la plante reposant sur vos doigts, tandis que vos pouces se placent sur le dessus du pied. À présent, faites glisser la pulpe des pouces d'avant en arrière sur toute la région. Continuez pendant 15 secondes.

2 Prenez chaque orteil, l'un après l'autre, entre votre pouce et votre index, et faites-le rouler délicatement d'avant en arrière, en prenant soin de bien séparer chaque orteil.

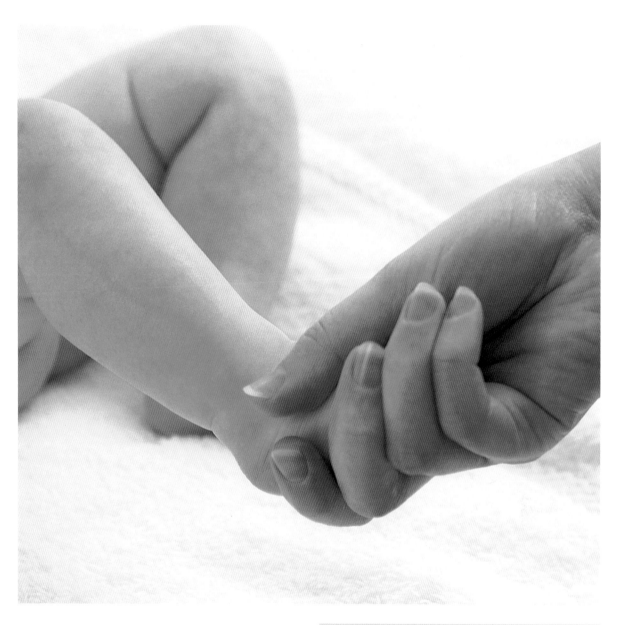

3 Enveloppez la cheville du bébé avec une main et tirez doucement le pied dans votre paume, en pressant légèrement le bout des orteils à la fin du mouvement.

Répétez les étapes 1 à 3 avec l'autre pied.

LE DOS

Le dos et la colonne vertébrale constituent la partie la plus importante de la charpente du corps. Un dos puissant et souple favorise une bonne posture et, d'une manière générale, un corps équilibré. Un massage régulier de cette région favorisera un bon état général, et le massage de renforcement du dos (voir pages 66-67) aidera, le moment venu, votre bébé à s'asseoir sans aide, et plus tard, à se tenir debout.

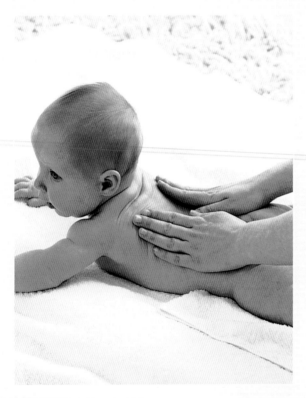 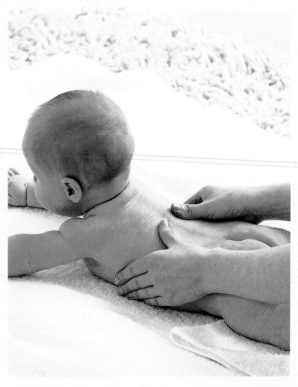

1 Placez vos mains à plat de chaque côté de la base de la colonne vertébrale (chez un petit bébé, vous pourrez seulement utiliser la pulpe des doigts), et glissez vers le haut en effleurant jusqu'au haut des épaules et des bras, puis en redescendant par les côtés du torse, les fesses et l'arrière des jambes, en un mouvement continu. Répétez trois ou quatre fois.

2 Massez chaque côté de la colonne vertébrale en petits mouvements de friction circulaires avec la pulpe des pouces ou des doigts, depuis la base de la colonne vertébrale jusqu'au sommet des épaules. Répétez trois ou quatre fois.

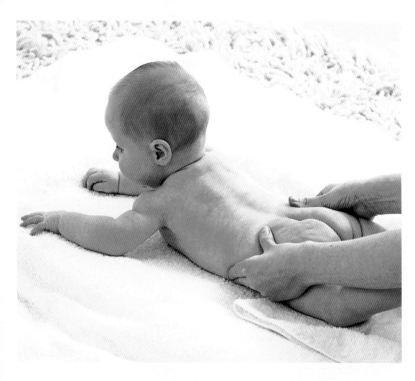

3 Effectuez le même mouvement qu'au stade 2 en vous concentrant maintenant sur la région des fesses et en massant vers l'extérieur, le long de la raie des fesses, depuis le centre jusqu'à l'extérieur de la hanche. Massez simultanément chaque côté. Répétez trois ou quatre fois.

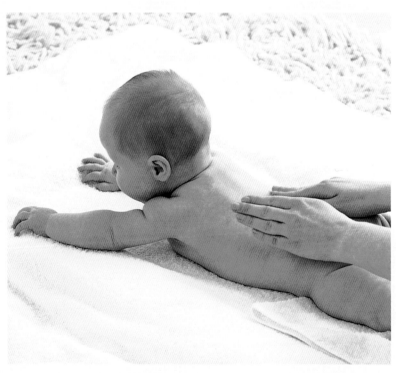

4 En utilisant alternativement vos mains en coupe, tapotez doucement et régulièrement tout le dos et les épaules de votre bébé, de haut en bas de chaque côté de la colonne vertébrale. N'appliquez pas de pression directement sur la colonne vertébrale. Continuez ce mouvement pendant 15 secondes.

5 Placez une main de chaque
côté du torse de votre bébé
et, en un geste de torsion,
massez horizontalement son
dos depuis les fesses
jusqu'aux épaules. Ce
mouvement implique
de bien synchroniser le
mouvement des deux mains
sur les côtés et le dos,
en tirant et en poussant
alternativement. Répétez
trois ou quatre fois.

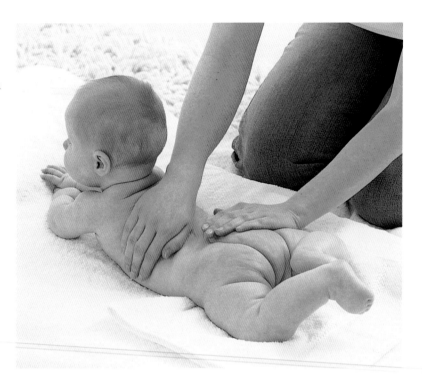

6 Placez une main en coupe
sur les fesses de votre bébé
et placez l'autre main sur le
haut du dos, en la faisant
glisser vers le bas à la
rencontre de l'autre main.
Appliquez une pression
légère sur les fesses à la fin
du massage. Répétez trois
ou quatre fois.

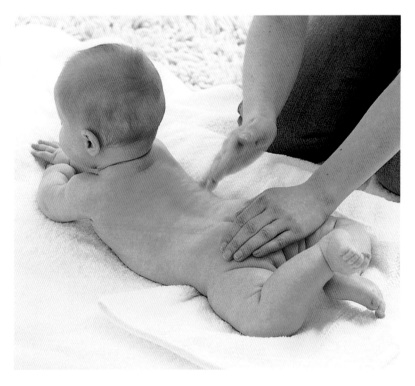

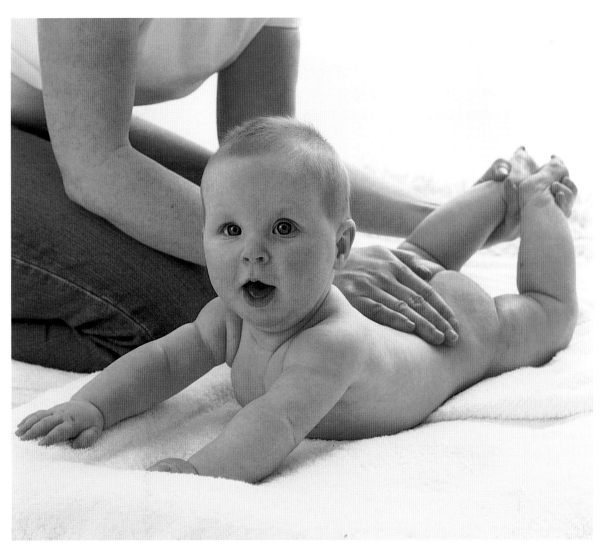

7 Tenez les chevilles de votre bébé d'une main, puis levez et étirez très légèrement ses jambes. Avec l'autre main positionnée sur le haut du dos, effleurez le long du dos et l'arrière des jambes jusqu'aux pieds. Répétez trois ou quatre fois.

REMARQUE

Le massage du dos soulage les nerfs rachidiens et est très relaxant, mais il faut souvent un certain temps avant que les petits bébés se sentent à l'aise allongés sur le ventre. Dans ce cas, vous pouvez adapter les mouvements horizontaux afin de pouvoir les appliquer en tenant votre bébé contre vous.

LE RENFORCEMENT DU DOS

Ces techniques complémentaires peuvent être appliquées pour renforcer la région du dos lorsque votre bébé a grandi et est capable de s'asseoir avec ou sans aide. Elles peuvent être intégrées dans votre séquence habituelle de massage pour introduire de la variété ou bien être appliquées seules dans le cadre d'une routine simple de 5 minutes.

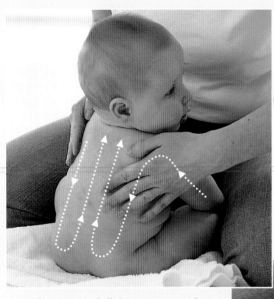

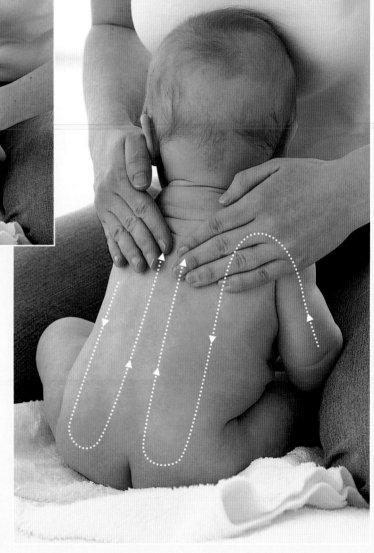

1 Placez votre bébé entre vos jambes, penché contre vous. Faites des mouvements d'effleurage avec les deux mains, en glissant depuis l'intérieur des coudes jusqu'en haut des bras, puis vers le bas le long du dos jusqu'à la base de la colonne vertébrale, et enfin remontez des deux côtés de la colonne vertébrale jusqu'aux épaules. Il s'agit d'un long mouvement de balayage qui tire les bras vers le haut et permet d'appliquer une pression durant le massage du dos vers le bas, puis de tirer vers le haut chaque côté de la colonne vertébrale. Répétez trois ou quatre fois.

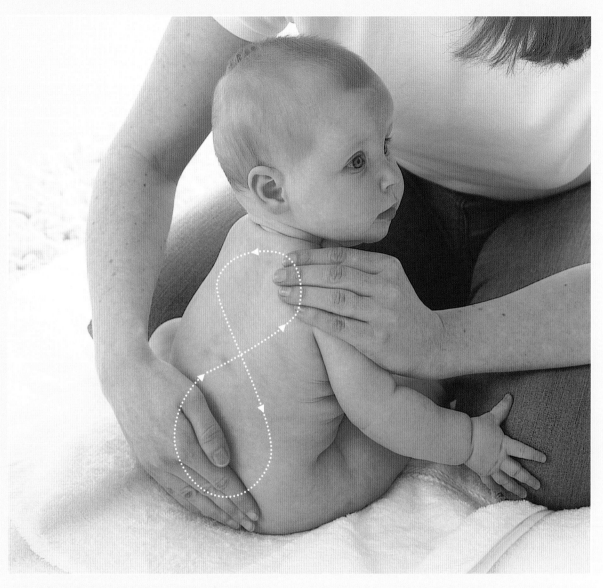

2 Dans la même position, placez une main sur
l'épaule de votre bébé pour le soutenir et,
avec le plat de l'autre main, commencez à
masser l'épaule opposée en exécutant une
figure de 8 sur toute la région du dos.
Appliquez une pression légère sur le haut des
épaules et à la base du dos. Répétez trois ou
quatre fois.

REMARQUE
*Vous pouvez également pratiquer cette séquence
sur votre bébé allongé sur un matelas ou sur vos
genoux. Dans la position assise, vous pouvez
poursuivre le massage en traitant le dos,
les bras et les jambes si vous le désirez.*

LE VISAGE

Qu'il soit appliqué à un adulte ou à un bébé, le massage facial est très apaisant. À l'heure du
coucher, en particulier, quand votre bébé est détendu, ce massage peut induire le sommeil.
Quand vous massez le visage, faites particulièrement attention aux zones sensibles, en
utilisant un peu d'huile pour ne pas tirer la peau. Il est naturel, pour certains bébés, de
résister au massage facial tant qu'ils n'ont pas atteint un certain stade de développement.

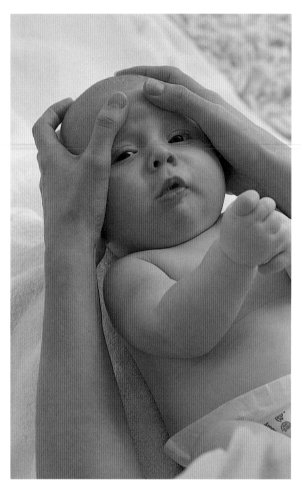

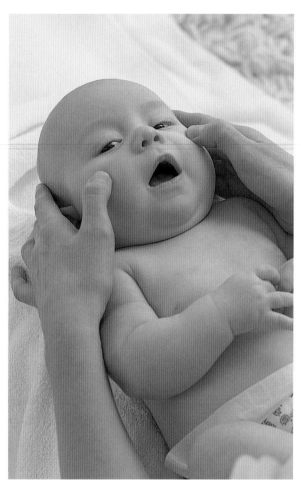

1 Votre bébé face à vous, placez vos mains en
coupe autour de sa tête. Placez les deux
pouces au milieu de son front et faites-les
glisser de chaque côté. Répétez trois
ou quatre fois.

2 Placez vos pouces de chaque côté des narines
et faites-les glisser sur les joues vers les
côtés. Répétez trois ou quatre fois.

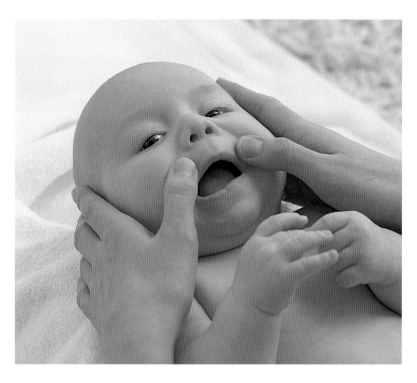

3 Placez vos pouces sur la
lèvre supérieure et faites-
les glisser vers l'extérieur,
puis vers l'intérieur en
un mouvement circulaire
autour de la bouche,
en finissant au milieu
de son menton. Répétez
trois ou quatre fois.

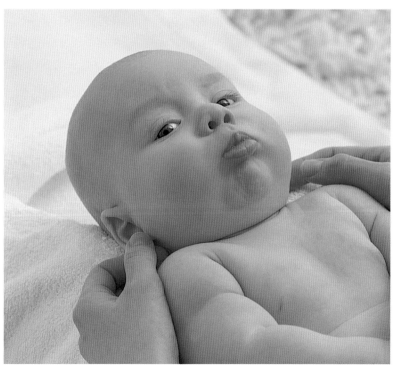

4 Pour finir la séquence,
tirez doucement les lobes
des oreilles entre vos index
et vos pouces, avec de
légères pressions, jusqu'à
leur extrémité.

REMARQUE

*Quand votre bébé a grandi, vous
pouvez choisir de vous asseoir
derrière lui pour effectuer ce
massage. Dans cette position, vos
doigts doivent faire des massages
horizontaux.*

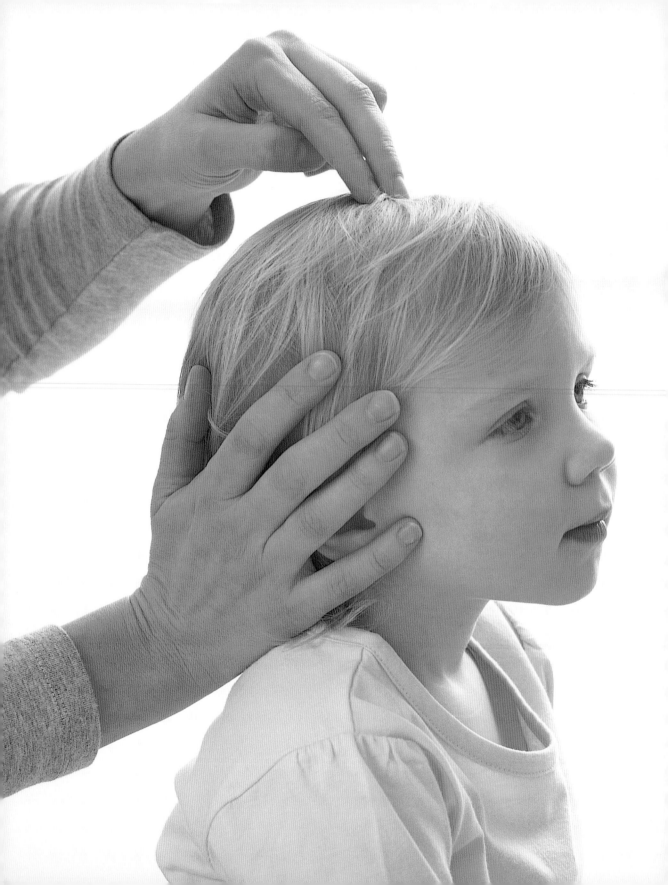

LE MASSAGE INDIEN DE LA TÊTE

Le massage indien de la tête est issu du système médical ancestral de l'Ayurvéda, pratiqué en Inde depuis des milliers d'années. Le mot Ayurvéda vient du sanskrit et se compose de deux éléments, ayur (vie) et véda (savoir). Accolés l'un à l'autre, ayur et véda signifient la science de la vie. L'objectif de la médecine ayurvédique est de traiter la personne plutôt que la maladie. Elle cherche ainsi à prévenir la maladie en maintenant le corps dans un état de bien-être constant.

QU'EST-CE QUE LE MASSAGE INDIEN DE LA TÊTE ?

Le massage est un aspect important de la civilisation hindoue, et ce, depuis des milliers d'années. Dès la naissance de son bébé, la mère le masse et le frotte pour favoriser sa mobilité et son bien-être général, ainsi que pour le soulager et l'apaiser. En grandissant, les enfants apprennent à leur tour l'art du massage avec d'autres membres de leur famille, et souvent avec leurs grands-parents. Ces rituels contribuent à maintenir tout un chacun en bonne santé et créent un mode de vie harmonieux dans la maison familiale. Les mères massent leurs bébés quotidiennement durant leurs trois premières années d'existence puis n'appliquent qu'un massage hebdomadaire jusqu'à l'âge de 5 ou 6 ans. Au-delà de cet âge, les enfants sont suffisamment indépendants pour donner et recevoir des massages au sein de la famille étendue.

Le massage indien de la tête ne représente qu'une petite partie de la médecine ayurvédique, mais il connaît un grand succès de par le monde, probablement en raison du sentiment de bien-être qu'il procure et du lien qu'il établit entre le donneur et le receveur.

TECHNIQUES PARTICULIÈRES

Outre les mouvements de massage déjà décrits (voir pages 20-23), le massage indien de la tête possède ses mouvements propres.

Le champi

Ce mot hindi, qui signifie « massage de la tête », est à l'origine du mot *shampooing*, ce qui décrit exactement la nature de ces mouvements rapides, légers et revigorants. Lors d'un véritable *champi*, la tranche de la main est utilisée dans un mouvement très doux et rythmé de hachoir. Les mains sont jointes et le mouvement est appliqué par de petits coups de poignets.

Le tapotement

Il s'agit d'une forme de percussion (voir page 22), idéale pour stimuler et nourrir les racines des cheveux. Moins revigorant que le *champi*, ce mouvement rapide et rythmé procure une sensation semblable à des gouttes de pluie tombant doucement sur la tête.

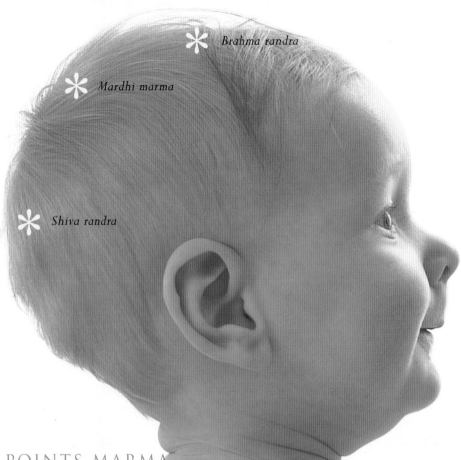

Brahma randra

Mardhi marma

Shiva randra

LES POINTS MARMA

Le mot *marma* signifie « secret » ou « caché », et
« vital ». Les points *Marma* sont les centres
énergétiques, équivalents ayurvédiques des points
d'acupression de la médecine d'Extrême-Orient.
Ces canaux d'énergie invisibles, ou *prana*, relient le
physique et le spirituel. Le massage ou la stimulation
de ces points, parfois avec des huiles aromatiques
chaudes, améliore le bien-être. Les trois points
Marma suivants sont les plus importants du massage
indien de la tête.

Mardhi marma
Ce point est situé au centre de la couronne. Placez
vos index au-dessus de chaque oreille et faites-les
remonter simultanément jusqu'à ce qu'ils se
rencontrent au sommet de la tête.

Brahma randra
Ce point est situé à trois largeurs de doigt en avant
du *mardhi marma* et est mou chez le bébé.

Shiva randra
Ce point se trouve à l'arrière de la tête, à quatre
largeurs de doigt en arrière du *mardhi marma*.

Pour stimuler les points *Marma*, utilisez la pulpe
de l'index ou du pouce pour effectuer de tout petits
mouvements dans le sens des aiguilles d'une montre
sur le point traité, en décrivant une spirale vers
l'extérieur composée d'environ 30 cercles.
Le massage des points *Marma* fait partie de la
routine complète du massage indien de la tête.

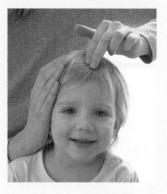

La séquence suivante favorise particulièrement la détente des tout-petits et des enfants d'âge préscolaire, et peut être intégrée à leur routine du soir ou effectuée chaque fois qu'ils se sentent tendus ou épuisés. La routine complète ne prend qu'environ 10 minutes, mais, si votre enfant est agité, vous pouvez la réduire en conséquence. Asseyez-vous dans une position confortable pour vous et votre bébé.

ROUTINE DU MASSAGE INDIEN DE LA TÊTE

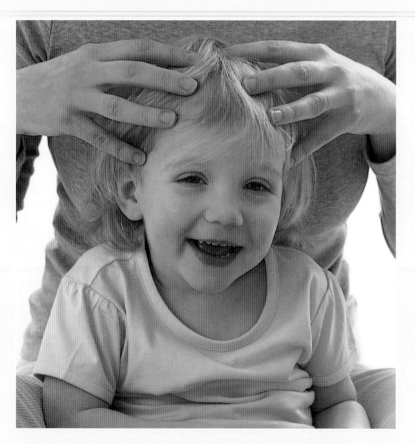

1 Faites un « shampooing » à votre enfant pendant au moins 30 secondes avec la pulpe des pouces, en mouvements vifs et appuyés, pour stimuler son cuir chevelu.

2 Avec la pulpe du pouce ou de l'index, stimulez les points *Marma* (voir page 73). Avec de tout petits mouvements dans le sens des aiguilles d'une montre, décrivez une spirale vers l'extérieur composée d'environ 30 cercles.

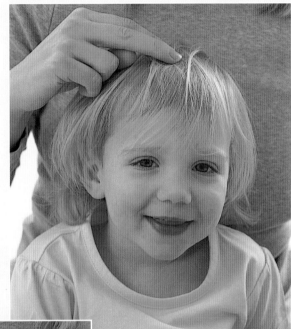

Mardhi marma

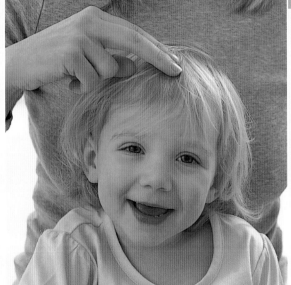

Brahma randra

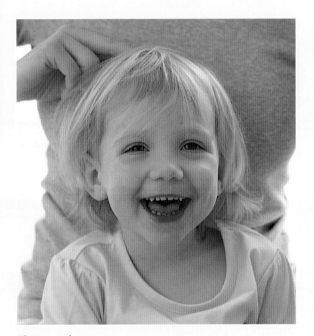

Shiva randra

3 Du bout des doigts, tapotez
légèrement sur toute la
surface du cuir chevelu de
votre enfant, en levant un
doigt à la fois pour donner
un effet « gouttes de
pluie ».

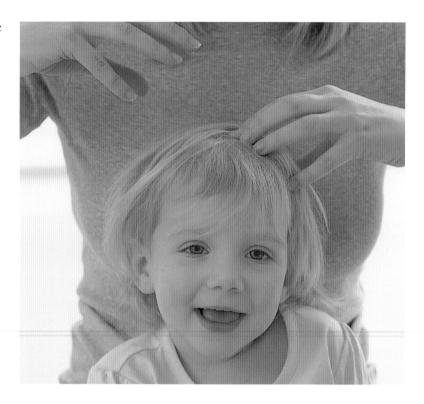

4 Placez les mains à plat de
chaque côté de la tête, le
talon des mains juste au-
dessus de ses oreilles.
Faites tourner lentement
et doucement les talons
de vos mains de chaque
côté de son cuir chevelu.
Répétez trois ou
quatre fois.

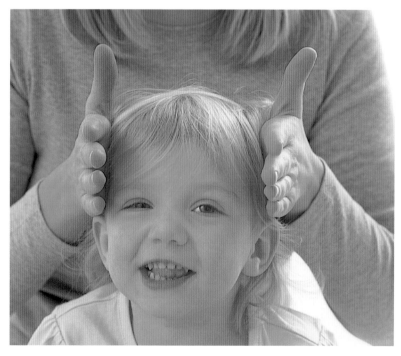

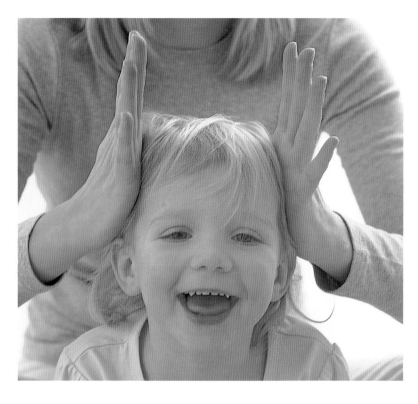

5 Pressez le cuir chevelu avec le talon de chaque main, de façon à le faire décoller légèrement. Maintenez cette position pendant quelques secondes, puis relâchez. Répétez deux fois.

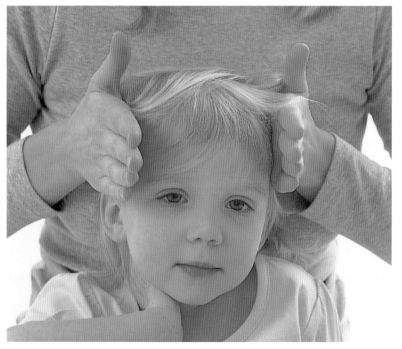

6 Placez la paume de chaque main sur les tempes, les doigts pointés devant vous. Avec les talons de vos mains, effectuez de grands mouvements lents et circulaires pour masser la zone. Effectuez trois ou quatre mouvements circulaires.

7 Dans la même position, faites décoller le cuir chevelu de votre enfant vers l'arrière. Soutenez sa tête avec une main et, avec le talon de l'autre main, frottez doucement tout le côté opposé de sa tête. Répétez la même séquence de l'autre côté.

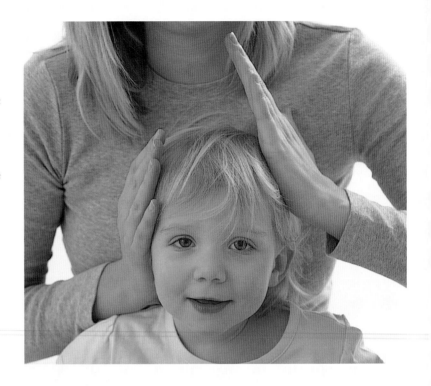

8 Soutenez la tête de votre enfant d'une main, puis placez la pulpe des doigts de l'autre main en haut de son front. Tournez fermement vos doigts, en appliquant une pression vers le bas sur le cuir chevelu. Avec un mouvement en tire-bouchon, massez le sommet de la tête en descendant jusqu'à la nuque, puis en remontant jusqu'à la racine des cheveux sur le front. Répétez cette séquence, sur toute la tête, de la raie centrale jusqu'aux côtés.

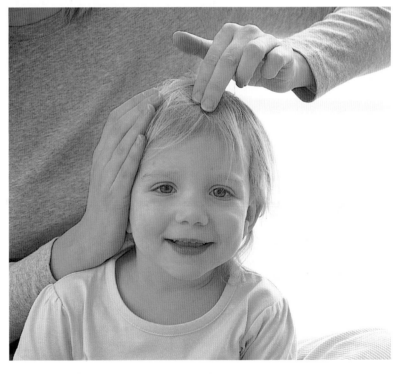

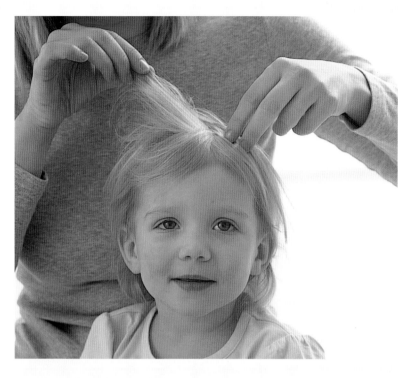

9 Prenez une mèche de cheveux de votre enfant entre le pouce et l'index et tirez doucement les racines des cheveux en utilisant chaque main alternativement, en mouvements continus sur toute la tête.

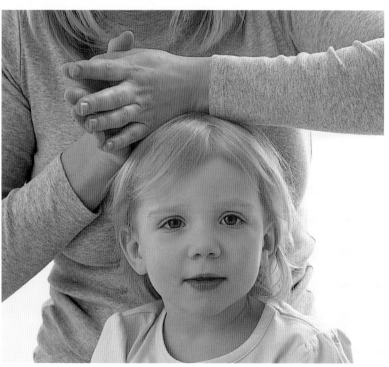

10 Effectuez un léger mouvement champi sur toute la tête de votre enfant, les doigts relâchés et le poignet souple.

11 Posez le dos de vos
mains sur ses épaules,
les coudes pliés
et les bras détendus.
Appliquez une pression
vers le bas, puis
relâchez. Répétez
trois ou quatre fois.

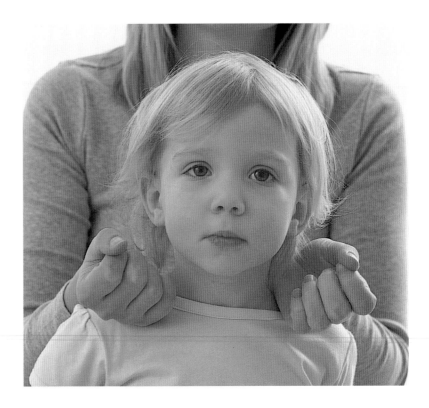

12 Placez une main en haut
de chaque bras et
pétrissez les bras entre
vos doigts et le talon de
la main, en pressant et
en poussant vers le
haut. Massez
progressivement le bras
jusqu'au coude et en
sens inverse.

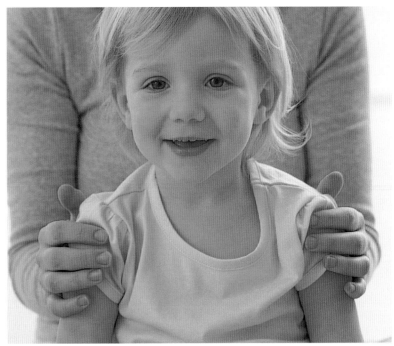

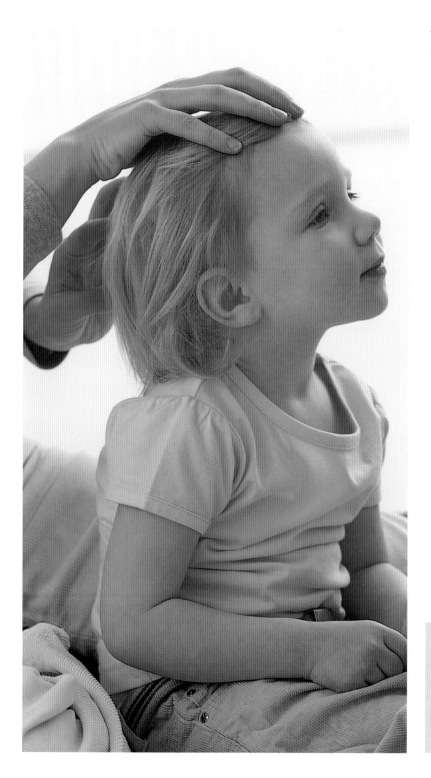

13 Finissez votre
routine en effleurant
affectueusement la tête
de votre enfant, depuis
la racine des cheveux
sur le front jusqu'à la
nuque, puis froissez
légèrement ses cheveux
et son cuir chevelu.

REMARQUE
L'utilisation d'huile pour masser le cuir chevelu contribue à renforcer les cheveux et favorise leur croissance et leur vitalité.

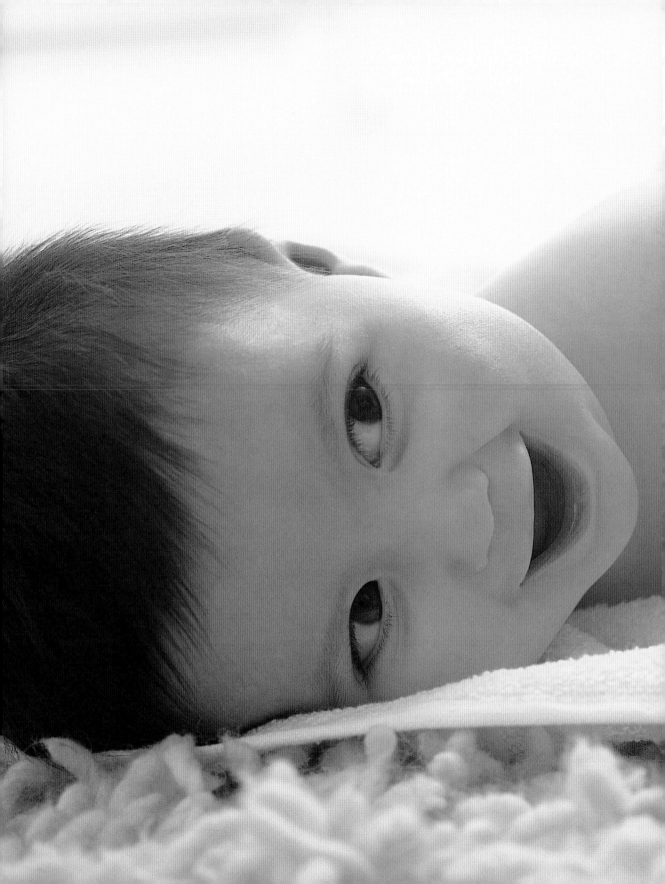

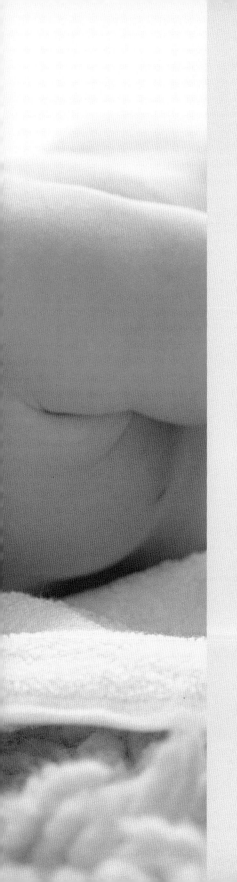

TRAITEMENT DES MALADIES COURANTES

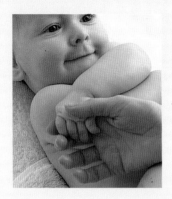

L'asthme est une maladie chronique des voix respiratoires qui affecte souvent les enfants. Les premiers signes de l'asthme chez un bébé ou un tout-petit sont habituellement une respiration faible ou pénible, accompagnée de toux ou de sifflements. Les enfants vivant dans un environnement citadin sont plus souvent sujets à l'asthme en raison de la pollution. La majorité des enfants guérissent spontanément de l'asthme en grandissant et leur respiration retourne à la normale.

TRAITEMENT DE L'ASTHME PAR LE MASSAGE

Le massage est un moyen efficace de soulager les symptômes de l'asthme, mais il ne faut pas y recourir durant une crise aiguë. Toutefois, il peut contribuer à réduire l'anxiété inhérente au stade subaigu. Si votre enfant semble gêné par votre toucher, renoncez à le masser. Cette routine a pour but d'ouvrir la cage thoracique et peut être effectuée à travers les vêtements.

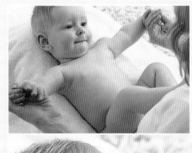

1 Placez votre enfant sur vos cuisses, face à vous, puis prenez ses jambes et placez-les de chaque côté de votre taille par sécurité. Saisissez ses poignets pour ouvrir ses bras simultanément sur les côtés en un léger étirement, puis ramenez les bras en les croisant sur son torse. Faites de cet exercice d'étirement un élément de jeu. Répétez trois ou quatre fois cette séquence.

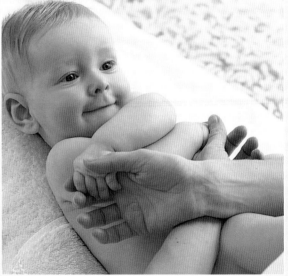

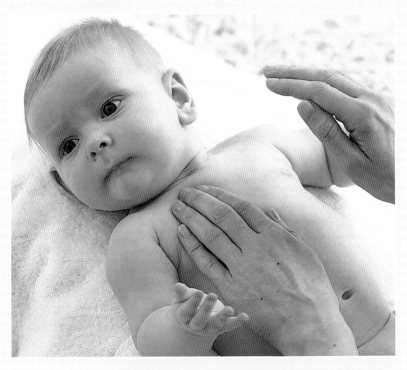

2 Placez vos mains en coupe de chaque côté du sternum de votre bébé et appliquez une pression légère alternativement avec chaque main en un mouvement rythmé. Traitez toute la partie centrale et les côtés de son torse. Répétez cette séquence pendant environ 30 secondes.

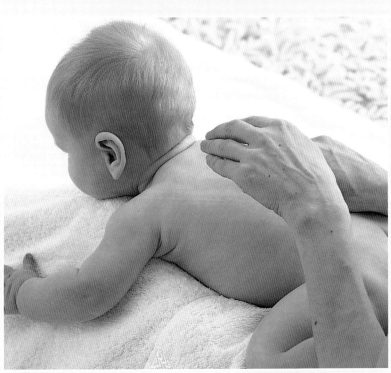

3 Retournez votre bébé sur le ventre, toujours sur vos cuisses. Appliquez une pression légère avec les mains en coupe sur son dos tout entier et sur les flancs. Il s'agit d'un mouvement de percussion et, appliqué dans cette position, il peut provoquer un petit vomissement. Il n'y a pas lieu de s'inquiéter : ce phénomène est dû à l'effet de compression des bronches et il permet d'expulser tout excès de mucus, ce qui à son tour favorisera une bonne respiration.

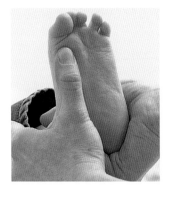

En cas de petites crises d'asthme, appliquez la technique de la pression ou celle des cercles pour stimuler les principaux points de l'appareil respiratoire. Cela contribuera à relâcher la tension dans les bronches, à apaiser la respiration spasmodique et à réduire la toux. L'application d'une pression sur le point réflexe du plexus solaire diminuera l'anxiété et le sentiment de panique qui peuvent exacerber les symptômes d'une crise soudaine.

TRAITEMENT DE L'ASTHME PAR LA RÉFLEXOLOGIE

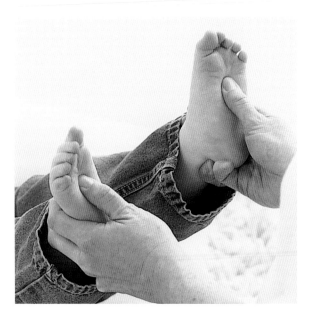

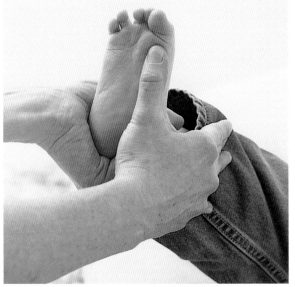

1 PLEXUS SOLAIRE : placez vos pouces sur le point réflexe du plexus solaire de chaque pied. Laissez votre enfant presser ses pieds contre vos pouces. Répétez deux ou trois fois.

2 TRACHÉE : Traitez le pied droit de votre enfant en exerçant une pression sur le point réflexe de la trachée ou en décrivant des cercles autour de ce point. Il s'agit de la zone rembourrée située juste au-dessous du gros orteil. Répétez deux ou trois fois.

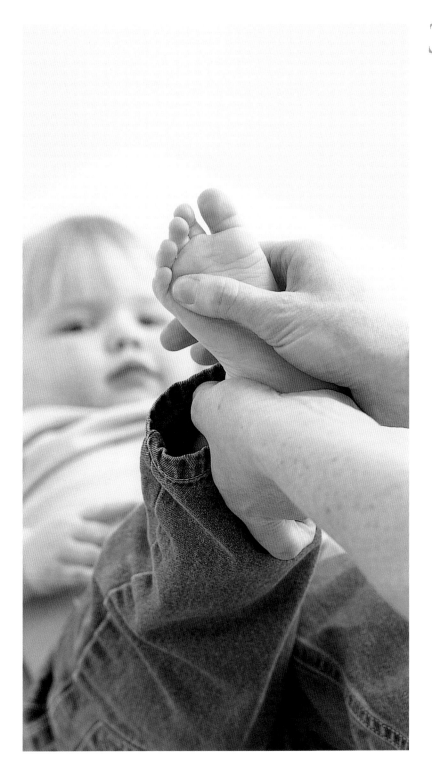

3 POUMONS : Traitez le
point réflexe des poumons,
qui se trouve dans la zone
rembourrée au-dessous des
orteils 2 à 5, sur le pied
droit de votre enfant, au
moyen de mouvements de
chenille, de pressions ou
de mouvements circulaires.
Répétez deux ou trois fois.

*Répétez les étapes 2 et 3 sur
le pied gauche.*

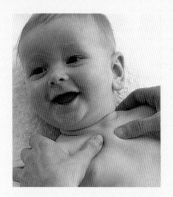

Dans les premiers mois, les bébés respirent par la bouche. L'accumulation de mucus (ou catarrhe) cause moins de soucis durant la journée, mais elle peut être très gênante la nuit, jusqu'à entraîner des troubles du sommeil. Vous soulagerez votre bébé en évitant de le faire dormir à plat. Pour ce faire, vous pouvez surélever la tête du lit ou, plus facilement, placer un rembourrage supplémentaire sous le matelas.

TRAITEMENT DES RHUMES PAR LE MASSAGE

Le massage contribue efficacement à stopper l'écoulement de mucus. Si on l'utilise parallèlement à un traitement médical conventionnel, il peut aider à expulser toute accumulation de mucus des bronches. Placez votre bébé sur vos genoux surélevés afin qu'il soit face à vous ; cette position est la plus confortable et elle rend la respiration plus facile.

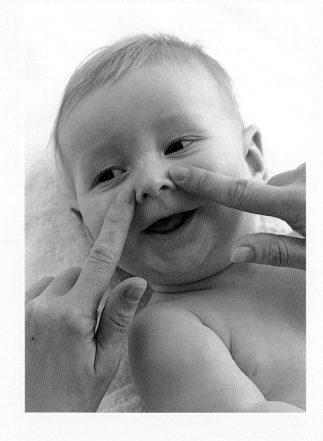

1 Placez la pulpe de vos index de chaque côté des narines de votre bébé. Appliquez une pression légère, puis relâchez sans perdre le contact. Répétez trois ou quatre fois.

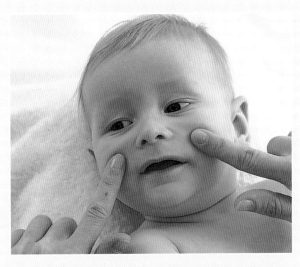

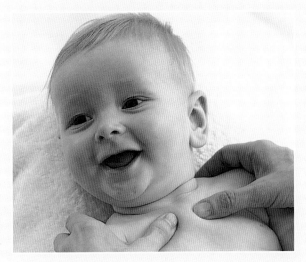

2 En suivant la courbe naturelle du visage de votre bébé, déplacez simultanément vos index vers le bas et vers l'extérieur le long des sinus, en suivant la ligne inférieure des pommettes. Soulevez les doigts et revenez à la position de départ. Répétez trois ou quatre fois.

3 Passez à présent au torse de votre bébé et placez les pouces de chaque côté de son sternum. En décrivant de très petits cercles, massez le haut du torse vers l'extérieur, jusqu'au haut des bras. Répétez trois ou quatre fois.

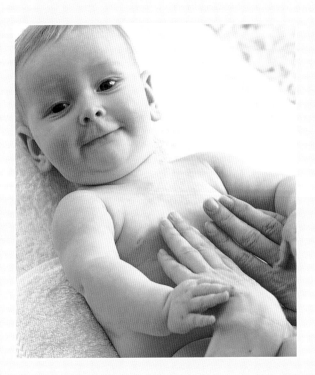

4 Les mains à plat, effectuez un mouvement d'effleurage. Massez depuis le centre du torse vers l'extérieur, puis revenez au centre. Répétez ce mouvement légèrement plus bas et traitez vers le bas tout son torse en un geste continu, chaque mouvement chevauchant légèrement le précédent. Répétez trois ou quatre fois.

REMARQUE

Ces mouvements contribuent à soulager la congestion en relaxant les muscles thoraciques de votre bébé, ce qui facilite la respiration. Avec un bébé plus âgé, il est préférable d'appliquer un mélange d'huiles essentielles, par exemple eucalyptus et lavande, pour soulager les rhumes.

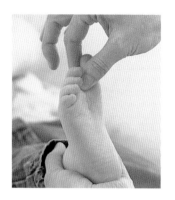

La stimulation des points réflexes contribue à soulager les gênes et les congestions nasales causées par la poussée dentaire, les rhumes et les virus. L'application de pressions et de mouvements circulaires soulagera la douleur causée par l'accumulation de mucus, encouragera son élimination et permettra une respiration facile. La stimulation des points réflexes favorisera également la relaxation et le sommeil.

TRAITEMENT DES RHUMES PAR LA RÉFLEXOLOGIE

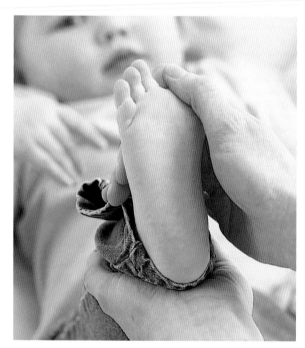

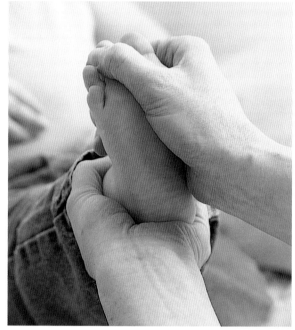

1 TÊTE : traitez le pied droit en pressant le point réflexe de la tête et en décrivant des cercles autour de ce point, qui se trouve dans la zone rembourrée du gros orteil. Répétez deux ou trois fois.

2 SINUS : pressez le point réflexe des sinus, décrivez des cercles autour de ce point, et faites glisser votre pouce sur ce point qui se trouve à l'arrière des orteils 2 à 5. Répétez deux fois.

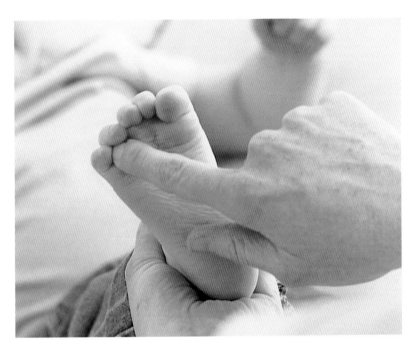

3 OREILLES : pressez le point réflexe des oreilles, qui se trouve à la base des orteils 4 et 5, au-dessus du point réflexe des poumons. Répétez deux ou trois fois.

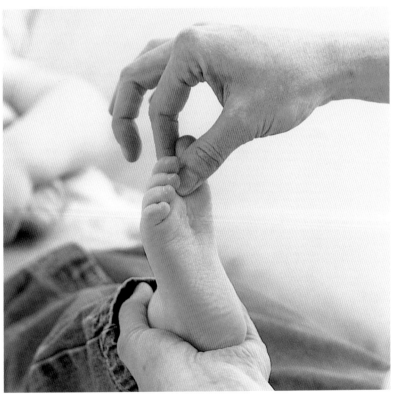

4 SYSTÈME LYMPHATIQUE : exercez des pressions douces entre chaque orteil avec votre pouce et votre index pour stimuler les points réflexes du système lymphatique de la tête et du torse. Cela contribuera à renforcer le système immunitaire de votre enfant et favorisera l'élimination des toxines. Répétez deux fois.

Répétez les étapes 1 à 4 sur le pied gauche.

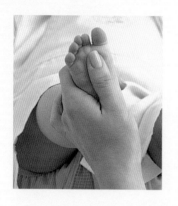

Le sommeil agité ou l'incapacité de rester en place est courant chez les petits bébés et peut avoir diverses causes. Si la santé de votre bébé est globalement bonne, mais qu'il est un peu agité à cause d'une poussée dentaire ou d'une trop grande fatigue, par exemple, alors les effets apaisants de la réflexologie sur son système nerveux peuvent être très bénéfiques. Suivez les étapes ci-dessous pour induire un état de relaxation. Votre bébé éprouvera rapidement une sensation de calme et sera prêt à s'endormir.

TRAITEMENT DES TROUBLES DU SOMMEIL PAR LA RÉFLEXOLOGIE

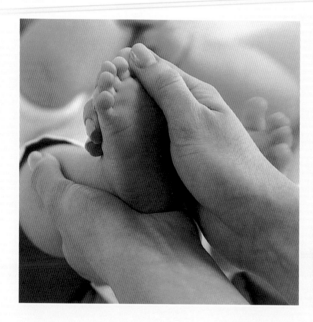

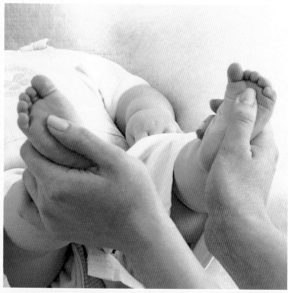

1 TÊTE : traitez le pied droit en pressant le point réflexe de la tête et en décrivant des cercles autour de ce point, qui se trouve dans la zone rembourrée du gros orteil. Répétez deux ou trois fois.

2 PLEXUS SOLAIRE : placez vos pouces sur le point réflexe du plexus solaire de chaque pied. Laissez votre bébé presser ses pieds contre vos pouces. Répétez deux ou trois fois.

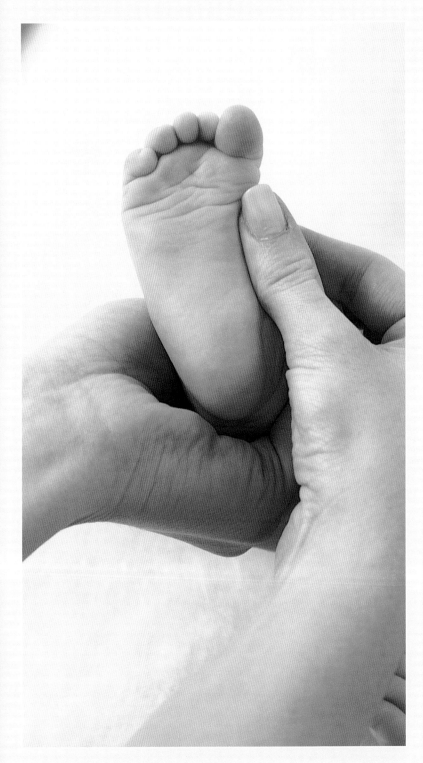

3 COLONNE
VERTÉBRALE : avec le
pouce, effectuez le
mouvement de la chenille
ou glissez depuis
l'intérieur du talon jusqu'à
l'extrémité du gros orteil.
Répétez deux ou trois fois.

*Répétez les étapes 1 à 3 sur
le pied gauche.*

REMARQUE

*Le moment idéal pour accomplir ces
étapes simples est juste après le bain
du soir, quand votre bébé est chaud,
propre et à son aise. N'oubliez pas
de compléter ce traitement apaisant
par un environnement agréable, avec
une lumière tamisée et une voix
douce et encourageante.*

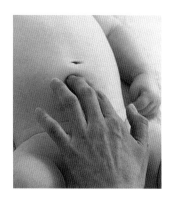

Les massages et les étirements sont très efficaces pour résoudre les troubles digestifs tels que les coliques ou la constipation. Toutefois, il peut se passer un certain temps avant que vous ne constatiez une amélioration significative, aussi vous faudra-t-il persévérer et appliquer ces techniques pendant plusieurs semaines. Le changement de couche est le moment idéal du massage pour ces troubles, quand votre bébé est déjà dans une position face à vous.

TRAITEMENT DES TROUBLES DIGESTIFS PAR LE MASSAGE

Les coliques sont une affection commune chez les bébés jusqu'à l'âge de 3 mois. Les théories sur ses causes évoquent les problèmes d'allaitement, les intolérances alimentaires, l'environnement ou l'immaturité du système digestif. Quoi qu'il en soit, ces troubles ne durent pas très longtemps et il ne s'agit pas d'une maladie, le seul problème étant de devoir supporter des pleurs incessants et déchirants.

La constipation est plus commune chez les bébés nourris au biberon, qui peuvent avoir deux ou trois défécations par jour, que chez les bébés nourris au sein, qui absorbent la majeure partie du lait de la mère, de sorte qu'il reste peu de résidus à évacuer. Pour prévenir la constipation, assurez-vous que votre bébé absorbe assez de liquides dans son régime ou de fibres s'il consomme des aliments solides.

POUR RECONNAÎTRE LES COLIQUES

Si vous répondez « oui » aux questions suivantes, c'est que votre bébé souffre probablement de coliques.
* Votre bébé a-t-il moins de 3 mois ?
* Est-ce qu'il crie davantage à certains moments de la journée, particulièrement en début de soirée ?
* Avez-vous l'impression que son estomac est « dur » et émet des gargouillements ?
* Agite-t-il ses jambes en l'air comme s'il avait mal ?
* Ses pleurs ont-ils aigus et soutenus, particulièrement après le biberon ou l'allaitement ?

QUE FAIRE ?

* Placez votre bébé dans une position correcte durant et après son biberon ou son allaitement pour réduire l'accumulation de poches de gaz douloureuses dans son système digestif.
* Si vous allaitez votre bébé, évitez de manger des aliments qui produisent des gaz.
* Si vous utilisez le biberon, essayez de donner à votre bébé des biberons moins copieux mais plus fréquents.

MASSAGE DE L'ABDOMEN

Pour détendre l'abdomen de votre bébé avant le massage, essayez quelques mouvements ludiques d'effleurement sur cette région, avant de placer votre main à plat, prête à commencer le massage.

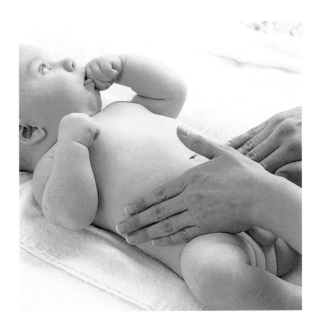

1 Avec les mains à plat, effleurez en mouvements légers et réguliers vers le bas le côté droit de l'abdomen, entre la dernière côte, la hanche et le nombril, mains l'une sur l'autre. Continuez ainsi pendant 2 ou 3 minutes, puis recommencez sur le côté gauche. Il est important de masser d'abord le côté droit, puis le côté gauche, afin de suivre le mouvement naturel des selles dans le côlon.

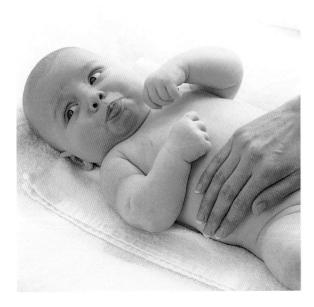

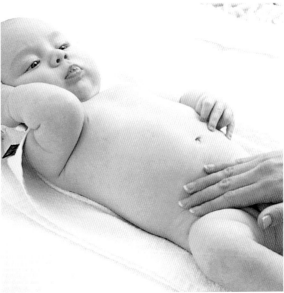

2 Placez votre main horizontalement sur l'abdomen, pressez très doucement et pétrissez d'un côté à l'autre avec la main en coupe. L'idée est de masser l'estomac afin de favoriser la relaxation. Effectuez cette séquence pendant environ 30 secondes.

3 La main toujours en coupe, massez l'abdomen dans un mouvement circulaire, de gauche à droite, dans le sens des aiguilles d'une montre. Répétez trois ou quatre fois.

4 Avec l'extrémité de vos doigts, décrivez doucement de petits cercles avec une pression égale autour de la région du nombril, dans le sens des aiguilles d'une montre. Faites attention à ne pas provoquer de gêne au niveau de la vessie. Répétez trois ou quatre fois.

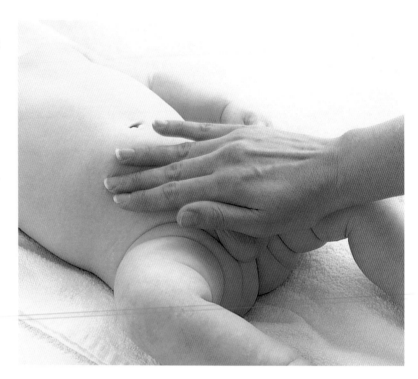

5 Toujours avec l'extrémité de vos doigts, traitez à présent le plexus solaire. Il s'agit de la région située au-dessous de la cage thoracique, au centre de la partie haute de l'abdomen. Décrivez de tout petits cercles sous le nombril, dans le sens des aiguilles d'une montre, et utilisez une pression égale. Répétez trois ou quatre fois.

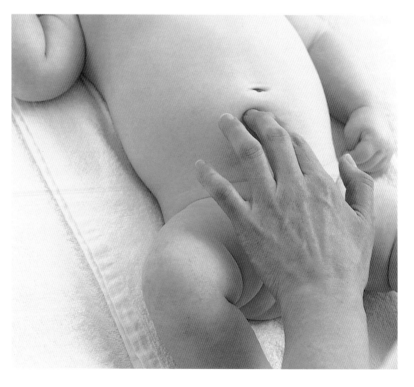

ÉTIREMENT DES JAMBES

L'étirement des jambes est très efficace, mais il est important de ne le pratiquer que lorsque les muscles de votre bébé sont chauds et détendus. L'idéal est de l'appliquer après un massage. Les bébés apprécient généralement ce mouvement léger, que l'on peut rendre ludique. Si votre bébé réagit par une quelconque résistance aux étirements, bercez-le pour favoriser sa détente.

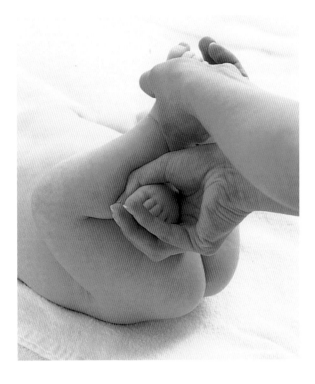

1 Votre bébé étant allongé sur le dos, prenez ses chevilles dans vos mains, croisez-les et, dans le même temps, amenez-les vers l'abdomen. Ensuite, étirez ses jambes vers l'extérieur en les tirant doucement vers vous.

2 Tirez ses genoux vers l'abdomen, puis écartez-les en les étirant. Recommencez, cette fois en exerçant une légère rotation et finissez en les étirant.

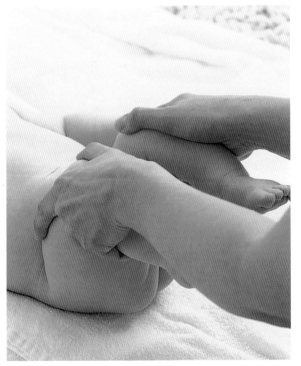

REMARQUE

La « danse de la colique » peut remplacer l'étirement des jambes : balancez doucement votre bébé d'avant en arrière, puis de haut en bas, en pliant ses genoux. Faites cela en tenant votre bébé légèrement éloigné de vous afin que vous puissiez rester en contact visuel durant la « danse ».

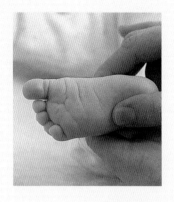

La stimulation des points réflexes du système digestif sur les pieds de votre bébé peut soulager divers troubles abdominaux, par exemple la constipation ou les coliques. La réflexologie stimule des intestins paresseux, favorise l'élimination des déchets du corps, régule les selles et soulage les gênes abdominales. Elle peut également soulager la douleur inhérente aux spasmes abdominaux, un symptôme souvent associé aux coliques chez le bébé.

TRAITEMENT DES TROUBLES DIGESTIFS PAR LA RÉFLEXOLOGIE

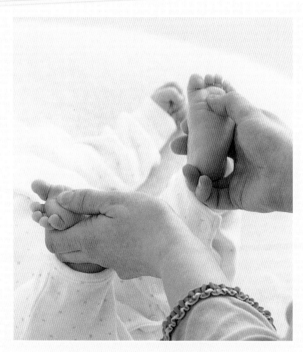

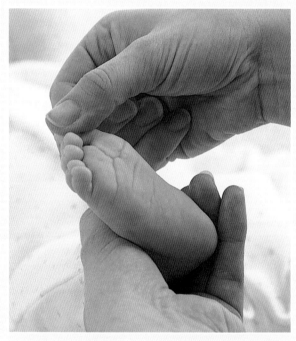

1 PLEXUS SOLAIRE : placez vos pouces sur le point réflexe du plexus solaire de chaque pied. Laissez votre bébé presser ses pieds contre vos pouces. Répétez deux ou trois fois.

2 TÊTE : traitez le pied droit en pressant le point réflexe de la tête et en décrivant des cercles autour de ce point, qui se trouve dans la zone rembourrée du gros orteil. Répétez deux ou trois fois.

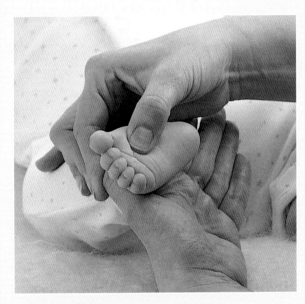

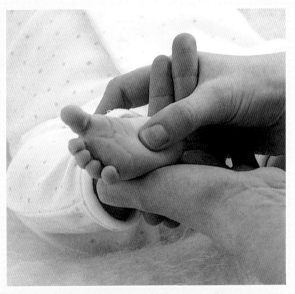

3 ESTOMAC : traitez le pied droit en pressant le point réflexe de l'estomac et en décrivant des cercles autour de ce point, qui se trouve juste sous le point réflexe de la trachée. Répétez deux ou trois fois.

4 INTESTIN GRÊLE : traitez, au moyen du mouvement de la chenille ou de mouvements circulaires, le point réflexe de l'intestin grêle, situé au-dessus de la zone rembourrée du talon de votre bébé. Répétez deux ou trois fois.

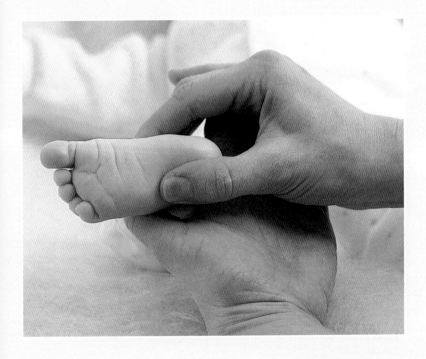

5 CÔLON : traitez les points réflexes du côlon au moyen du mouvement de la chenille ou faites glisser votre pouce sur ces points, du pied droit puis du pied gauche, au-dessus des talons de votre bébé (voir page 29). Répétez deux ou trois fois.

Répétez les étapes 2 à 4 sur le pied gauche.

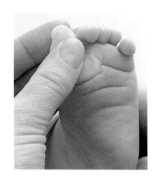

Chez le petit bébé, les problèmes de peau, entre autres les croûtes de lait, l'eczéma ou le psoriasis, sont souvent causés par des facteurs extérieurs. Certaines affections dermatologiques sont associées aux allergies alimentaires, aussi devriez-vous examiner de près le régime de votre bébé. La stimulation des points réflexes suivants apaisera et rééquilibrera le système hormonal de votre bébé, ce qui contribuera à soulager le stress, qui est également à l'origine d'affections cutanées.

TRAITEMENT DES PROBLÈMES DE PEAU PAR LA RÉFLEXOLOGIE

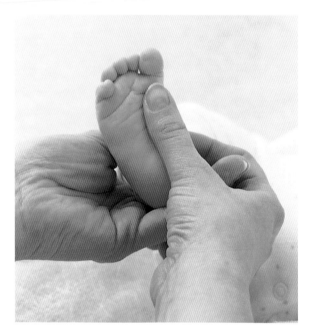

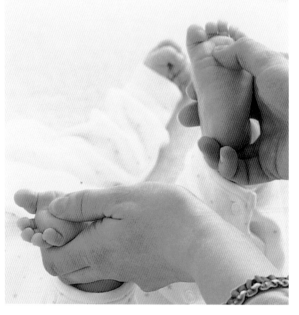

1 ZONE DE MARCHE : en commençant par le pied droit, effectuez avec le pouce des mouvements de chenille ou de glissé sur chaque zone. Commencez par la zone 1, qui va du talon jusqu'au gros orteil. Répétez deux fois.

2 PLEXUS SOLAIRE : placez vos pouces sur le point réflexe du plexus solaire de chaque pied. Laissez votre bébé presser ses pieds contre vos pouces. Répétez deux ou trois fois.

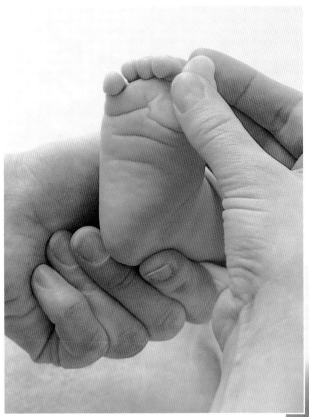

3 PRESSION DES ORTEILS : avec votre pouce, pressez doucement la pulpe de chaque orteil, puis décrivez des cercles autour de ces points, en partant du gros orteil jusqu'au petit orteil du pied droit. Répétez deux fois.

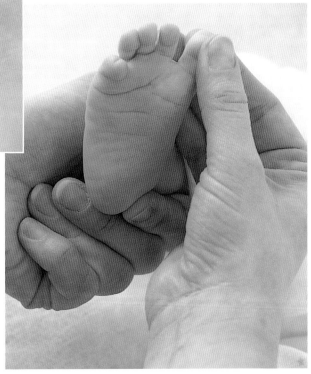

Répétez les étapes 1 et 3 sur le pied gauche.

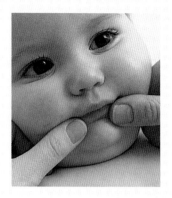

La première dent d'un bébé apparaît généralement entre le sixième et le huitième mois. Toutefois, les bébés peuvent présenter des signes de poussée dentaire bien avant l'apparition de la première dent. La douleur et la gêne provoquées par la percée des dents à travers la gencive les rendent souvent irritables et angoissés. Autre effet secondaire de la poussée dentaire, la production excessive de salive qui, lorsqu'elle est avalée, peut entraîner un léger relâchement des intestins.

TRAITEMENT DE LA POUSSÉE DENTAIRE PAR LE MASSAGE

Un massage léger des joues le long de la ligne des gencives peut soulager en partie la gêne occasionnée à votre bébé par la poussée dentaire ; mais la plupart des bébés préfèrent un massage corporel qui les apaise en stimulant la libération d'endorphines, les « hormones du bonheur ». Les remèdes homéopathiques, comme des granules, peuvent être une solution si les symptômes persistent.

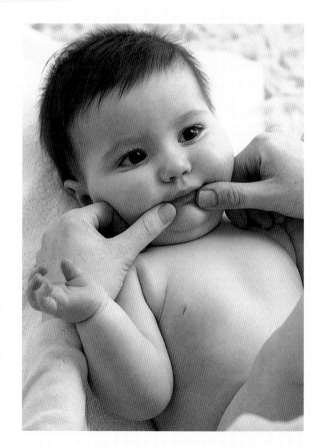

1 Votre bébé étant installé sur vos genoux ou vos cuisses, placez les pouces au-dessus de sa lèvre supérieure, et appliquez un léger massage circulaire le long de la ligne des gencives, vers l'extérieur puis vers l'intérieur, au-dessous de la bouche, en finissant au centre de son menton. Répétez trois ou quatre fois.

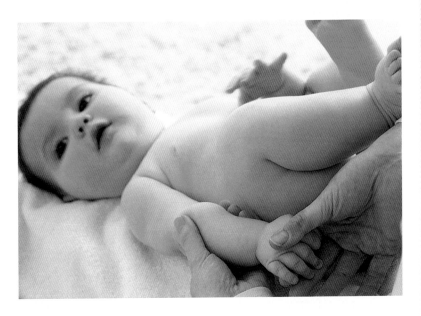

2 Pressez une main entre votre pouce et vos doigts, puis effleurez-la, en traitant la zone qui va du poignet jusqu'au bout des doigts. Répétez la séquence avec l'autre main.

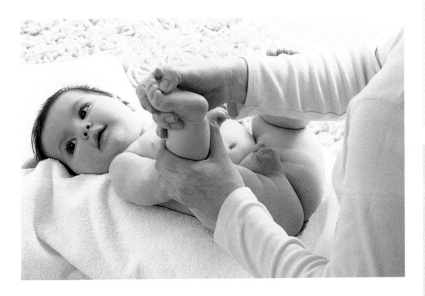

3 Passez à présent aux pieds. Avec votre pouce et vos doigts, effleurez et pressez les extrémités et la plante d'un pied. Utilisez un toucher léger mais ferme afin de ne pas créer une sensation de chatouillement. Répétez sur l'autre pied.

LE DÉVELOPPEMENT DES DENTS

Le développement des dents varie énormément selon les enfants, et il est arrivé que des bébés naissent avec des dents. Toutefois, d'une manière générale, les premières dents qui apparaissent sont les deux incisives centrales, vers 6 à 8 mois, suivies par les incisives latérales vers 9 mois. Les prémolaires apparaissent entre 10 et 14 mois, les canines entre 16 et 18 mois. Ce n'est qu'entre 24 et 30 mois qu'un enfant possède toutes ses dents de lait. Celles-ci seront remplacées par des dents permanentes à l'âge d'environ 6 ans, tandis que les dents de sagesse n'apparaîtront pas avant les dernières années de l'adolescence, complétant ainsi la dentition permanente (32 dents).

REMARQUE

Pour achever votre massage, vous pouvez serrer votre bébé dans vos bras et masser doucement son dos de haut en bas. Cette méthode est très réconfortante et très douce, et vous pouvez l'accompagner de paroles apaisantes ou d'une chanson.

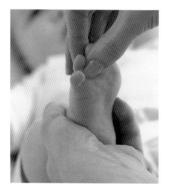

La poussée dentaire peut durement affecter le sommeil et l'humeur de votre bébé. Vous pouvez contribuer à soulager ces symptômes en appliquant les techniques simples de la pression, des mouvements circulaires et du glissé sur les points réflexes des dents et des sinus. Cela dissipera la douleur et contribuera à apaiser votre bébé. La stimulation des points réflexes du système lymphatique induira également un système immunitaire sain et écartera les infections.

TRAITEMENT DE LA POUSSÉE DENTAIRE PAR LA RÉFLEXOLOGIE

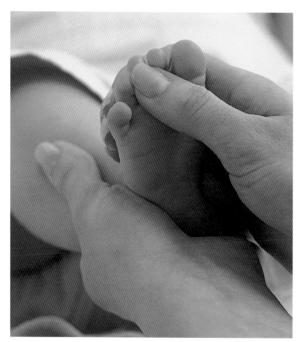

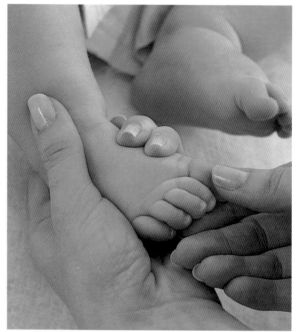

1 SINUS : sur le pied droit, pressez les points réflexes des sinus, faites des mouvements circulaires autour de ces points et faites glisser votre pouce le long de l'arrière des orteils 2 à 5. Répétez deux ou trois fois.

2 DENTS : effectuez le mouvement de la chenille sur les points réflexes des dents ou faites des pressions à l'avant de chaque orteil, depuis l'ongle jusqu'à la base de l'articulation de l'orteil. Répétez deux ou trois fois.

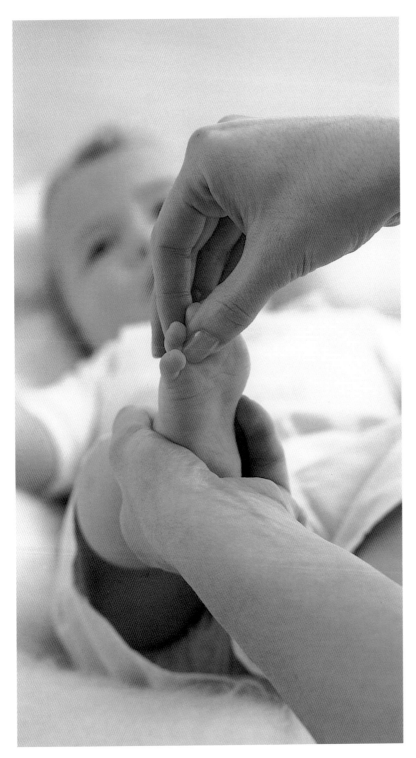

3 SYSTÈME LYMPHATIQUE : pressez doucement entre chaque orteil avec votre pouce et votre index pour stimuler la région lymphatique de la tête et du torse. Cela contribuera à renforcer le système immunitaire de votre bébé et à éliminer les toxines. Répétez deux fois.

Répétez les étapes 1 à 3 sur le pied gauche.

REMARQUE

Un bébé irritable est un bébé qui peut fatiguer et irriter ses parents. La réflexologie peut avoir des effets bénéfiques pour le parent et le bébé. Vous pourrez ainsi passer des moments de grande qualité avec votre enfant, ce qui n'est pas seulement apaisant et relaxant, mais aussi une expression de votre amour et de votre tendresse.

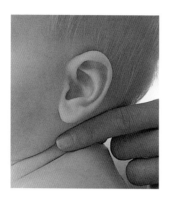

Consultez toujours un médecin si votre bébé présente les symptômes d'une otalgie, car cela peut signaler une infection de l'oreille. Il existe par ailleurs des techniques simples pour soulager le mal d'oreilles, que l'on peut utiliser en complément d'un traitement conventionnel et pour prévenir des affections comme l'otite séreuse. Vous pouvez inclure cette séquence dans la routine complète de massage, ou bien l'utiliser seule et achever votre traitement en pressant les deux lobes des oreilles de votre bébé entre vos pouces et vos index.

TRAITEMENT DES MAUX D'OREILLES PAR LE MASSAGE

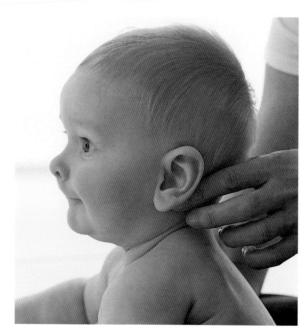

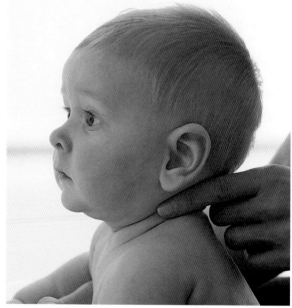

1 Votre bébé étant devant vous, de dos, placez la pulpe de votre index derrière le lobe de l'oreille, sur le côté de sa tête. Appliquez une pression légère tout en soutenant sa tête avec votre main libre.

2 Cherchez le creux naturel au sommet du maxillaire supérieur, et pressez délicatement puis descendez, en suivant le bord du maxillaire vers la gorge. Votre mouvement doit être doux et la pression égale.

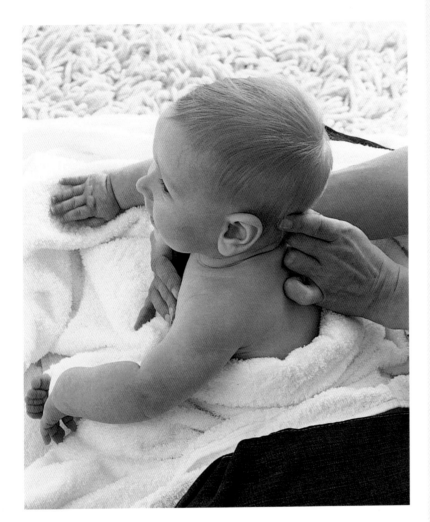

L'otite séreuse se caractérise par une inflammation des muqueuses de l'oreille moyenne, entraînant l'accumulation d'un mucus épais et visqueux en arrière du tympan. Ce phénomène aboutit à un déficit auditif plus ou moins important. Dans ces conditions, si votre enfant a des épanchements autres que du cérumen, vous devrez consulter immédiatement votre médecin. L'ostéopathie crânienne, qui implique une manipulation des os du crâne à l'aide d'un toucher léger et non intrusif, peut contribuer à guérir l'otite séreuse.

3 Replacez votre doigt dans la position de départ. À présent, faites-le descendre pour former un angle avec vous, en suivant la base du crâne.

Répétez ces étapes à trois ou quatre reprises, puis répétez-les de l'autre côté de la tête. Les étapes peuvent également être accomplies simultanément sur les deux côtés de la tête.

REMARQUE

L'utilisation régulière de cette technique contribue à prévenir l'accumulation et l'épanchement de cérumen. Pour plus de commodité, pratiquez-la quand vous lavez les cheveux de votre bébé.

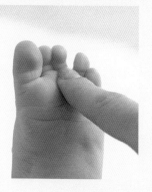

La stimulation des points réflexes suivants peut contribuer à soulager les otalgies bénignes et renforcer le système immunitaire de votre bébé pour combattre les infections. Les otalgies sont souvent associées à la congestion des sinus, c'est pourquoi il est conseillé d'inclure dans ce traitement les points réflexes des sinus (voir page 27) pour qu'il soit encore plus efficace. Consultez votre médecin si votre enfant souffre d'une infection de l'oreille moyenne.

TRAITEMENT DES MAUX D'OREILLES PAR LA RÉFLEXOLOGIE

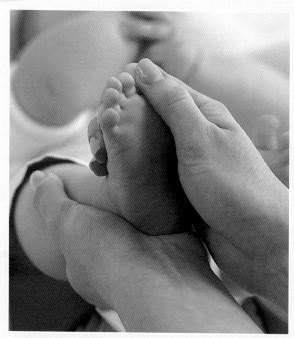

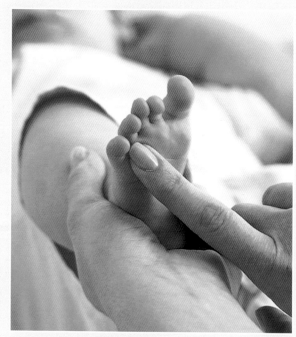

1 TÊTE : traitez le pied droit en pressant le point réflexe de la tête et en décrivant des cercles autour de ce point, qui se trouve dans la zone rembourrée du gros orteil. Répétez deux ou trois fois.

2 OREILLES : pressez le point réflexe de l'oreille, qui se trouve à la base des orteils 4 et 5, au-dessus du point réflexe du poumon. Répétez deux ou trois fois.

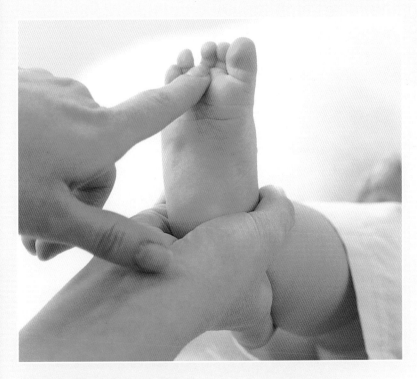

3 TROMPES
D'EUSTACHE : pressez
avec votre pouce ou votre
index le point réflexe des
trompes d'Eustache, qui se
trouve entre les orteils 3 et
4. Répétez cette séquence
à deux ou trois reprises.

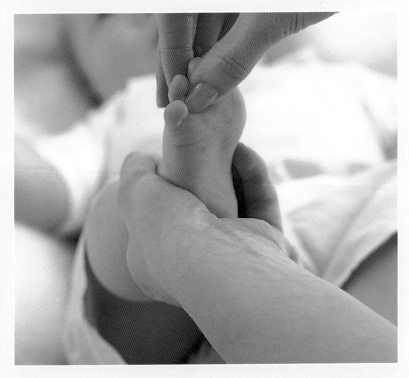

4 SYSTÈME
LYMPHATIQUE : pressez
doucement entre chaque
orteil avec votre pouce et
votre index pour stimuler
la région lymphatique de la
tête et du thorax. Cela
contribuera à renforcer le
système immunitaire de
votre enfant et à éliminer
les toxines. Répétez deux
fois cette séquence.

*Répétez les étapes 1 à 4 sur
le pied gauche.*

ADRESSES UTILES

Info-santé
À toute heure du jour ou de la nuit, une infirmière répond à vos questions sur la santé. Numéro disponible pour chaque CLSC (Centre local de services communautaires). Pour connaître le vôtre :
Tél. : (514) 948-2015

La Ligne Parents
Service professionnel d'aide aux parents, 24 heures par jour.
Tél. : (514) 288-5555
1 800 361-5085

Hôpital Sainte-Justine
Centre hospitalier universitaire spécialisé dans les soins pour enfants.
3175, chemin de la
Côte-Sainte-Catherine
Montréal (Québec) H3T 1C5
Tél. : (514) 345-4931
www.hsj.qc.ca

Centre de maternité 9 Mois et plus
Offre des ressources pour aider pendant la grossesse, l'accouchement et la période postnatale, tels des ateliers de massage pour bébé.
206, chemin de la Grande Côte #205
Boisbriand (Québec) J7G 1B5
Tél. : (450) 508-6011
www.9moisetplus.ca

Association internationale en Massage pour Bébé
Fondée en Suède, cette association forme et certifie officiellement plusieurs instructeurs et instructrices chaque année. Elle possède une section québécoise :

11842 boul. St-Germain
Montréal, Québec
Canada, H4J 1Z9
Tél. : (514) 332-3368
1 877 532-2323
www3.sympatico.ca/lefebvre.dugre/fl/fass.htm

Centre Marcel-de-la-Sablonnière
Offre des sessions de cours de yoga postnatal et de massages destinés aux enfants de 0 à 3 ans.
4265 Papineau
Montréal (Québec)
H2H 1T3
Tél. : (514) 527-1256

Groupe d'entraide maternelle de la Petite-Patrie
Offre des ateliers pour les mères de jeunes enfants de 0 à 5 ans.
6848, Christophe-Colomb
Montréal (Québec) H2S 2H2
Tél. : (514) 495-3494

Centre du bien-être corporel et yoga à Montréal
Offre des cours de massages et de réflexologie pour les enfants.
4578 rue Harvard
Montréal (Québec) H4A 2X2
Tél. : (514) 488-4544
www.yogaplus.net/french/infant.htm

Les Relevailles de Montréal,
Centre de ressources périnatales.
14 115, Prince-Arthur # 341
Montréal, Québec H1A 1A8
Tél.: (514) 640-6741
www.relevailles.com

Le Carrefour des petits soleils
Offre des ateliers hebdomadaires parents-enfants pour les enfants de 0 à 12 mois.
5115, Rivard
Montréal (Québec) H2J 2P2
Tél. : (514) 270-5471

Passeport santé section Massage pour bébé
Un site complet qui décrit les vertus apaisantes du massage pour bébés.
www.passeportsante.net

Maman pour la vie
Site d'information et conseils de spécialistes relativement aux soins à prodiguer à votre bébé.
www.mamanpourlavie.com

Le petit monde.com
Magazine web à l'attention de tous les parents.
www.petitmonde.com

1001 massages
Site d'information sur les techniques et vertus du massage pour bébés.
www.1001massages.com/massage-bebe.php

Bébé infos
La référence au Québec pour les parents de bébés de 0 à 4 ans.
www.bebeinfos.com

Association canadienne de réflexologie
Pour ceux qui désirent en connaître plus sur la réflexologie.
www.reflexologycanada.ca

INDEX

BIBLIOGRAPHIE

BOUCHON-POIROUX, Nathalie et Galya ORTEGA, *Massage ayurvédique: les clés du bien-être issues d'une tradition ancestrale*, Paris, Ellébore, 2006.

BROWN, Denise Whichello, *Simplement la réflexologie*, Montréal, Modus Vivendi, 2006.

DEYMIE, Sylviane, M*assages pour mon bébé*, Paris, Hachette Pratique, 2007.

GAGNON, Michèle et al., *Le Nouveau Guide Info-parents*, Montréal, Éditions de l'hôpital Sainte-Justine, 2003.

LAMBOLEY, Denis, *Réflexologie pour tous*, Paris, Marabout, 2006.

LAPORTE, Danielle, *Être parents, une affaire de cœur*, nouvelle édition, Montréal, Éditions de l'hôpital Sainte-Justine, 2005.

TURNER, Roma, *L'Art du massage pour bébé*, Saint-Constant, Broquet, 2004.

REMERCIEMENTS

Je tiens à remercier tous les membres de ma chère famille et tous les amis qui m'ont « prêté » leurs bébés pendant des années.

Wendy Kavanagh